AF588994

DU CHOIX
DES CHEVAUX,

ET DES SOINS QU'ILS EXIGENT.

SECONDE PARTIE.

DU CHOIX

ÉLÉMENS
DE
L'ART VÉTÉRINAIRE,
OU
TRAITÉ
DU CHOIX DES CHEVAUX,
ET DES SOINS QU'ILS EXIGENT.

Par M. BOURGELAT, Directeur & Inspecteur général des Ecoles Vétérinaires, Commissaire général des Haras du Royaume, Correspondant de l'Académie royale des Sciences de France, Membre de l'Académie royale des Sciences & Belles-Lettres de Prusse, ci-devant Ecuyer du Roi & Chef de son Académie établie à Lyon.

A PARIS,

Chez VALLAT-LA-CHAPELLE, Libraire, au Palais, sur le Perron de la Sainte-Chapelle.

M. DCC. LXIX.

Avec Approbation & Privilege du Roi.

DU CHOIX
DES CHEVAUX,
Et des ſoins qu'ils exigent.
SECONDE PARTIE.

Du choix des chevaux.

4. DANS tous les genres & dans toutes les eſpèces d'animaux exiſtens & connus, il n'eſt aucun individu qui n'ait des difformités plus ou moins apparentes, plus ou moins eſſentielles, & en plus ou moins grand nombre. Nul cheval n'eſt parfait. La ſcience dans le choix de ces animaux conſiſte donc, en ce qui concerne leur conformation extérieure, à diſtinguer les défauts naturels ou accidentels qui ſont graves & qui peuvent nuire au ſervice qu'on ſe propoſe d'en tirer, de ceux qui ne ſont que legers & qui ne ſauroient préjudicier véritablement à nos vues.

5. Juſques ici nous n'avons conſidéré que la forme de chaque partie en particulier; nous ne les avons point encore examinées par le rapport qu'elles ont les unes avec les autres, ou plutôt par le tout qui en réſulte. Il eſt cependant d'une néceſſité abſolue de rechercher l'unité & l'harmonie qui doivent regner entr'elles, & qui conſiſtent dans l'exactitude & la juſteſſe de leurs proportions. Cette unité, cette harmonie conſtituent d'une part ce que l'on appelle

la *beauté*, & font de l'autre un indice de la *bonté* de l'animal.

On doit attacher à ce dernier terme l'idée d'un tempérament robuste & d'une constitution souple & nerveuse qui, dépendant de l'intérieur de la machine & tenant à l'assemblage heureusement combiné de ses parties, ne peuvent être apperçus & reconnus que par l'usage que l'on fait du cheval. La *beauté*, au contraire, se manifeste à l'inspection seule, mais il est aussi certain que tous les yeux n'ont pas également le droit de bien voir, qu'il est vrai que tous les hommes indistinctement croient avoir celui de juger. Cependant les décisions fondées sur la connoissance de certaines regles établies & démontrées, sont les seules qui doivent faire loi ; or elles ne sauroient émaner que de ceux à qui ces mêmes regles sont familiéres, car tout jugement qui n'a pour base que le caprice, le préjugé, le penchant, l'idée purement habituelle & non perfectionnée de la chose, n'est qu'une vaine & souvent une fausse opinion, démentie par les uns, adoptée par les autres, & quelquefois même bientôt abandonnée par celui qui l'a conçue. Tel cheval semble beau à celui-ci, il ne paroît pas tel à celui-là. Si celui dont il obtient les suffrages ne s'en est tenu qu'aux apparences trompeuses de l'animal qui a pu lui plaire, sans s'être livré à la recherche des raisons par lesquelles l'animal lui plaît, il sera toujours libre à l'autre de ne pas se rendre, parceque le témoignage des sens du premier n'est pas moins équivoque que celui des sens du second, & que la conversion & la conviction du dernier ne peuvent dépendre que de la force & de la validité des principes sur lesquels porteroient leurs sentimens opposés. On dit communément que la *beauté* de la tête est principalement dans la petitesse de son volume, néanmoins dès qu'il y aura excès en petitesse (10) comme en grosseur, & que le volume ne sera nullement en raison des autres parties, celle-ci sera plus ou moins réellement difforme, ou plus ou moins évidemment monstrueuse. On entend dire encore chaque jour qu'une jambe est belle; elle ne peut l'être si elle n'est proportionnée à la taille de l'animal, le genou à l'épaisseur du bras, le canon à l'épaisseur du bras & du genou, *&c.* Or quelles sont ces proportions relatives? Eût-on étudié avec le plus grand soin chaque partie de l'animal en particulier, fût-on parfaitement instruit de la forme qu'elles doivent avoir, on sera assurément toujours très-embarrassé lorsqu'il s'agira d'y répondre, parceque cette étude & ces lumiéres ne sauroient suffire pour démêler dans la composition du tout ensemble, des différences & des imperfections qui ne peuvent frapper que ceux qui sont parvenus à un dégré de connoissances sans lesquelles elles ne peuvent être senties. La *beauté* n'est donc pas à la portée de tout le monde: & en effet, tels traits hardis de l'architecture qui sont des miracles de l'art pour des yeux savans, seront absolument dédaignés & paroîtront même toujours des défauts à ceux qui ne sont pas faits pour en juger.

Quoique la *beauté* naisse des proportions, on ne peut pas soutenir que les hommes aient su quelles sont les proportions des objets avant d'en avoir apperçu la *beauté*, au contraire, c'est sur la *beauté* des corps qu'on a imaginé d'arrêter les proportions. Dans la musique, après avoir trouvé les propriétés des sons capables de produire ce que nous appellons *harmonie*, par l'attention que l'on a faite à ceux qui étoient les plus agréables à l'oreille, on les a proportionnés entr'eux; on les a unis, & on les a séparés par de justes intervalles.

Dans la peinture, on a obſervé l'effet du clair-obſcur & des ombres, & en s'arrêtant à la ſtature d'un homme qui, d'un accord général paſſoit pour être *beau*, on a, pour ainſi dire, deviné ce qui plaiſoit ſi fort en lui, & des différentes combinaiſons qui ont été faites, on a tiré les regles de proportions qui forment aujourd'hui les regles du deſſein. C'eſt ainſi qu'en fixant nos regards ſur ce que, d'un aveu commun, nous regardons comme la belle nature, nous avons tenté de pénétrer dans les premiéres raiſons de la *beauté* de l'animal.

La nature, il eſt vrai, ſe joue dans ſes ouvrages. Ils ſont tellement variés qu'aucuns ne ſe reſſemblent, mais dans les parties qui ſervent à la compoſition d'un beau cheval, nous ne devons conſidérer que celles qui peuvent contribuer à une ſeule & unique *beauté* : ainſi en parlant de la meſure que doivent avoir ces parties pour produire une parfaite ſymétrie, on ne peut comprendre que celle qui ſeule peut faire la belle proportion. Tous les chevaux en effet ne ſont pas faits de la même maniére, mais la regle doit être générale & s'adapter à tous. L'animal peut être épais & court, il peut avoir une taille déliée & médiocre, ou une taille haute & avantageuſe, & être exactement proportionné ; ainſi il peut y avoir mêmes proportions & cependant variété dans les figures. Cette vérité inconteſtable décele au ſurplus l'erreur de ceux qui pourroient penſer que l'entrepriſe d'établir les raiſons de la *beauté* du cheval ſur des principes, ſeroit auſſi ridicule que celle qui tendroit à fixer des meſures & à aſſeoir des proportions pour conſtater la *beauté* des chiens. Il eſt facile de voir qu'il n'en eſt pas du cheval comme de ces animaux, qu'il n'eſt pas marqué par des différences auſſi fortes & auſſi ſenſibles que celles qui réſultent de la forme du lévrier, du mâtin, de l'épagneul, du barbet, du braque, du baſſet, *&c.* & d'ailleurs ſeroit-il bien étonnant & bien biſarre d'aſſigner des meſures fixes pour chacune de ces eſpèces ? Les chevaux tiennent toujours quelque caractére particulier des contrées où ils ſont nés, mais leur eſpèce ne change pas : un certain tout, un certain contour, une certaine conformation, certaines nuances jointes à de certaines qualités qui leur ſont propres indiquent le pays d'où ils ſortent ; elles ne ſont pas telles néanmoins qu'une même regle ne puiſſe leur convenir en général ; autrement on pourroit ſoutenir que les regles de proportion qui ſont aujourd'hui les regles du deſſein, ne ſont applicables qu'à des hommes d'une telle nation, & non d'une autre, ce qui ſeroit le comble de l'abſurdité la plus groſſiére.

56. Quoi qu'il en ſoit, dès que la *beauté* réſide dans la convenance & le rapport des parties, il faut de toute néceſſité en obſerver les dimenſions particuliéres & reſpectives, & pour acquérir la connoiſſance des proportions, ſuppoſer un genre de meſure qui puiſſe être indiſtinctement commune à tous les chevaux. La partie qui peut ſervir de regle de proportion à toutes les autres, eſt la tête. Meſurez-en la longueur entre deux lignes paralleles, l'une tangente à la nuque ou à la ſommité du toupet, l'autre tangente à l'extrémité de la lévre antérieure : par une ligne perpendiculaire à ces deux paralleles, vous aurez ſa longueur géométrale. Diviſez cette longueur en trois portions, & aſſignez à ces trois portions un nom particulier qui puiſſe s'appliquer indéfiniment à toutes les têtes, comme, par exemple, celui de *prime :* une tête quelconque, dans ſa longueur géométrale, aura par conſéquent toujours trois *primes* : mais toutes les parties que

Maniére de s'aſſurer des proportions du cheval.

I 3

vous aurez à considérer, soit dans leur longueur, soit dans leur hauteur, soit dans leur épaisseur, ne peuvent pas avoir constamment, ou une *prime* entiére, ou une *prime* & demie, ou trois *primes*; subdivisez donc chaque *prime* en trois parties égales que vous nommerez *secondes*, & comme cette subdivision ne suffiroit pas encore pour vous donner la mesure juste de toutes les parties, subdivisez de nouveau chaque *seconde* en vingt-quatre *points*, ensorte qu'une tête divisée en trois *primes*, aura, par la premiére subdivision neuf *secondes*, & deux cens seize *points* par la derniére. Dès-lors, lorsque vous direz une tête, vous entendrez toujours sa longueur géométrale; lorsque vous prononcerez le mot *prime*, vous entendrez un tiers de cette même longueur; lorsque vous proférerez celui de *seconde*, vous entendrez la neuviéme partie; enfin lorsque vous direz un *point*, ce point signifiera la deux cens seiziéme partie de cette longueur géométrale.

On comprend au surplus que cette division en *primes* & ces subdivisions en *secondes* & en *points*, naissent d'une supposition forcée; car comme il ne peut y avoir sans supposition une mesure égale & commune pour des animaux qui ne sont égaux, ni en grandeur, ni en largeur, on ne peut en établir une fixe, certaine & stable, qu'en en imaginant ou en en recherchant une qui puisse, dans l'extension ou la diminution, conduire au principe une fois déterminé.

Mais la tête peut elle-même pécher par un défaut de proportion. Cette partie n'est en effet censée trop courte ou trop longue, trop menue ou trop chargée, que par comparaison avec le corps de l'animal; or le corps devant avoir, soit en longueur, à compter depuis la pointe du bras jusqu'à la pointe de la fesse inclusivement, soit en hauteur, à compter depuis la sommité du garot jusqu'à terre, deux *têtes* & demie; dès que cette partie, par sa longueur géométrale, donnera, en longueur ou en hauteur, au corps mesuré plus de deux fois & demie sa longueur, elle sera trop longue, & si elle en donne moins, elle sera trop courte.

Dans le cas où l'un de ces défauts existeroit, il ne seroit plus question d'asseoir sur sa longueur géométrale les proportions des autres parties. Abandonnez cette mesure commune, & compassez la hauteur ou la longueur du corps; partagez la longueur ou la hauteur en cinq portions égales; prenez ensuite deux de ces portions, divisez-les par *primes*, *secondes* & *points* conformément aux divisions & subdivisions que vous auriez faites de la tête, & vous aurez une mesure générale, telle que la tête vous l'auroit donnée, si elle eût été proportionnée.

Il seroit superflu d'entrer ici dans des détails
57. qui ne peuvent vraiment intéresser que le sculpteur (*a*) & le peintre. Nous rejettons donc toutes les dimensions uniques & toutes celles qui ne concernent que les plus petites parties, pour ne nous attacher qu'aux dimensions frappantes de celles qui, d'une part, ont assez d'étendue pour être saisies facilement & d'un coup d'œil, & qui, de l'autre, présentent par leur correspondance, ou plutôt par une égalité réelle, soit en hauteur, soit en longueur, soit en largeur, soit en épaisseur, des objets de comparaison si sensibles, que les plus légéres différences qui existeroient entr'elles, & qui les rendroient par conséquent défectueuses, ne sauroient nous échapper.

Proportions du cheval.

(*a*) Prenez l'Hippomètre & la table qui y est relative, à Paris, chez Bernier, quai de l'Horloge, & chez Vallat-la-Chapelle, Libraire, sur le perron de la Sainte-Chapelle, au Palais.

1°. *Trois longueurs géométrales de la tête* donnent

La hauteur entiére du cheval, à compter du toupet au sol sur lequel il repose, pourvu que sa tête soit bien placée.

2°. *Deux têtes & demie* égalent

La hauteur du corps du sommet du garot à terre.

La longueur de ce même corps, celle de l'avant-main & de l'arriére-main prises ensemble de la pointe du bras à la pointe de la fesse inclusivement.

3°. *Une tête entiére* donne

La longueur de l'encolure, du sommet du garot à la partie postérieure de la nuque.

La hauteur des épaules, du sommet du coude au sommet du garot.

L'épaisseur du corps, du milieu du ventre au milieu du dos.

Sa largeur, d'un côté à l'autre.

4°. *Une tête mesurée du sommet du toupet à la commissure des lévres*, cette mesure legérement remontée à moins que la bouche ne soit très-fendue, égalera

La longueur de la croupe prise de la pointe supérieure de l'angle antérieur de l'os iléon à la tubérosité de l'ischion formant la pointe de la fesse.

La largeur de la croupe ou des hanches, prise sur les pointes inférieures des angles des os iléon.

La hauteur de la croupe vue latéralement, prise du sommet des angles postérieurs des os iléon à la pointe de la rotule, la jambe étant dans l'état de repos.

La longueur latérale des jambes postérieures, de la pointe de la rotule à la partie saillante & latérale du jarret, au droit de l'articulation du tibia avec la poulie.

La hauteur perpendiculaire de l'articulation ci-dessus désignée au-dessus du sol.

La distance de la pointe du bras à l'insertion de l'encolure dans l'auge.

La distance du sommet du garot à l'insertion de l'encolure dans le poitrail.

5°. *Deux fois cette derniére mesure* donnent à peu près

La distance du sommet du garot à la pointe de la rotule.

La distance de la pointe du coude au sommet de la croupe ou des angles postérieurs des os iléon.

6°. *Trois fois cette mesure*; plus, *la demi-largeur du paturon*, le tout équivalant à *deux têtes & demie*, donneront

La hauteur du corps prise du sommet du garot à terre.

Sa longueur prise de la pointe du bras à la pointe de la fesse inclusivement.

7°. *Cette même mesure*; plus, *la largeur entiére du paturon* indiquera

La longueur totale du corps prise rigoureusement.

8°. *Deux tiers de la longueur de la tête* égaleront

La largeur du poitrail d'une pointe du bras à l'autre, de dehors en dehors.

La longueur horizontale de la croupe prise entre deux verticales, dont l'une toucheroit à la fesse & l'autre passeroit par le sommet de la croupe & toucheroit à la pointe de la rotule.

Le tiers de la longueur de l'arriére-main & du corps pris ensemble jusqu'à l'aplomb du garot touchant au coude.

La longueur antérieure de la jambe de derriére prise de la tubérosité du tibia au plis du jarret.

9°. *Une moitié de la longueur entière de la tête* est la même que

La distance horizontale de la pointe du bras à la verticale du sommet du garot & du coude ;

La largeur de l'encolure vûe latéralement, prise de son insertion dans l'auge jusqu'à la racine des premiers crins de la crinière sur une ligne qui formeroit, avec le contour supérieur, deux angles égaux.

10°. *Un tiers de la longueur entière de la tête* donne

La hauteur de ses parties supérieures, depuis le sommet du toupet jusqu'à la ligne qui passeroit par les points les plus saillans des orbites ;

La largeur de la tête au-dessous des paupiéres inférieures ;

La largeur latérale de l'avant-bras prise de son origine antérieurement à la pointe du coude.

11°. *Deux tiers de cette largeur latérale* donnent

L'élévation verticale de la pointe du coude au-dessus du niveau du dessous du sternum ;

L'abaissement du dos par rapport au sommet du garot ;

La largeur latérale des jambes postérieures près des jarrets ;

L'ouverture, ou plutôt *la distance des avant-bras* d'un ars à son opposé.

12°. *Une moitié du tiers de la longueur entière de la tête* égale

L'épaisseur de l'avant-bras, vu de face à son origine, de l'ars à son contour extérieur horizontalement ;

La largeur de la couronne des pieds antérieurs, soit d'un côté à l'autre, soit de l'avant à l'arrière ;

La largeur de la couronne des pieds postérieurs d'un côté à l'autre seulement.

La largeur des boulets postérieurs pris de l'avant à la naissance de l'ergot ;

La largeur du genou vu de face. Nota. *Cette mesure est néanmoins un peu forte.*

L'épaisseur des jarrets. Nota. *Cette mesure est un peu foible.*

13°. *Un quart de ce même tiers de longueur de tête* donne

L'épaisseur du canon de l'avant-main ; celui de l'arriére-main est un peu plus épais.

14°. *Un tiers de cette même mesure* égale

L'épaisseur de l'avant-bras près du genou dans sa partie la plus étroite ;

L'épaisseur des paturons postérieurs vus latéralement.

15°. *La hauteur du coude au plis du genou* est la même que

La hauteur de ce même plis jusqu'à terre ;

La hauteur de la rotule au plis du jarret ;

La hauteur du plis du jarret jusqu'à la couronne.

16°. *La sixiéme partie de cette mesure* donne

La largeur du canon de l'avant-main, vu latéralement au milieu de sa longueur ;

Son boulet vu de face.

17°. *Le tiers de cette même mesure* est à peu près égale à

La largeur du jarret, du plis à la pointe.

18°. *Un quart de cette mesure* donne

La largeur du genou vu latéralement ;

Sa longueur.

19°. *L'intervalle des yeux d'un grand angle à l'autre*, égale

La largeur de la jambe de derriére, vue latéralement de la coupure de la fesse à la partie inférieure de la tubérosité du tibia.

20°. *Une moitié de cet intervalle des yeux* donne

La largeur du canon postérieur vu latéralement;

La largeur du boulet de l'avant-main, vu latéralement de son sommet antérieur à la naissance de l'ergot;

Enfin, la différence de la hauteur de la croupe respectivement au sommet du garot.

Telles sont, à peu de chose près, dans le cheval toutes les parties correspondantes par des dimensions réciproques. L'œil exercé à ces différentes données les transportera sans besoin d'hyppomêtre, de compas & d'échelle sur les parties dont il voudra juger les défauts par l'appréciation des mesures, avec autant de facilité que le peintre en trouve à réduire des desseins & à faire d'une figure ordinaire une figure colossale.

58. Nécessité des proportions.

Ce seroit méconnoître les vûes & l'industrie de la nature que d'imaginer que ces recherches & ces observations ne portent en aucune maniére sur les loix qu'elle s'est prescrite à elle-même. Ses opérations ne sont point l'effet du hasard; elles ont été calculées, compassées & réfléchies, & toutes les vérités méchaniques dont notre foible intelligence a été frappée, ont été puisées dans ses ouvrages; mais les hommes pour qui ils ont été une source féconde de lumiéres, ne s'en sont pas tenus, à notre imitation, à l'envelope ou à l'écorce : il est sans doute plus commode & plus facile de ne pas aller au-delà, & de soutenir que l'entreprise de pénétrer plus loin est totalement inutile, cependant ceux qui dans l'étude du cheval auront le courage d'outrepasser le poil, le cuir ou la superficie, s'appercevront bientôt de l'immensité des connoissances à ajouter à des premiéres notions acquises, & malheureusement bornées à la simple perception de quelques défauts qui sont à la portée de tous les yeux.

Quelques exemples succincts de la nécessité des

proportions, considérées relativement à l'usage que nous faisons de l'animal, convaincront peut-être les esprits les plus éloignés de nos idées & les plus préoccupés de leur savoir.

En supposant d'abord une tête qui péche par un excès de longueur (10), nous dirons que cet excès en accroit le plus souvent la masse, & que dans la position ordinaire de la main sur un cheval auquel on peut reprocher ce défaut, la direction des rênes se trouvera telle que les branches du mors opéreront sur les barres l'effet des branches hardies, ce qui a toujours lieu lorsque l'angle résultant des rênes & des branches est fort aigu.

Si, au contraire, la tête est trop courte (10), elle est communément plus volumineuse par son épaisseur, & l'effet des rênes sera totalement différent, en ce que les branches du mors n'auront que celui des branches flasques, l'angle étant alors plus ou moins obtus. L'une & l'autre de ces imperfections seront aussi plus considérables si, d'une part, à l'exagération de la longueur de la tête est jointe une trop grande sensibilité & une trop grande délicatesse dans la bouche, & si, de l'autre, la briéveté se trouve compliquée avec le peu d'élévation, la rondeur & l'endurcissement des barres.

Lorsque l'encolure est trop longue, les extrémités antérieures sont plus chargées, attendu le prolongement du bras de levier auquel la tête est suspendue. Les vertébres cervicales qui forment ce bras, portent sur les premiéres dorsales comme sur une base inébranlable. Leur force, pour supporter la tête, réside dans leur position relative au ligament cervical qui, lui-même, en est le principal soutien. Son avantage est plus grand dans la fonction dont il est chargé, lorsque le garot est plus élevé, parceque la base de la colonne résultant des vertébres cervicales, est plus éloignée du point de l'attache de ce ligament aux apophises épineuses des vertébres dorsales, & qu'il doit être considéré comme faisant l'office des *haubans*, qui maintiennent les mâts des vaisseaux & qui les affermissent.

Il faut encore observer que ce même ligament divisé en deux lames, remplissant l'intervalle triangulaire provenant de la situation élevée de l'encolure & du garot, a des attaches fixes à la deuxiéme, troisiéme, quatriéme & cinquiéme vertébre cervicale, tandis que supérieurement il n'est attaché qu'à l'occipital, sans aucune adhésion à la premiére & à une grande portion de la seconde : or, par ces attaches fixes il communique à la colonne cervicale la force nécessaire pour la suspension de la tête, & par sa non adhérence à la premiére de ces vertébres & à la seconde, la nature a prévu les obstacles qu'il auroit opposés à la liberté des mouvemens auxquels elle est sollicitée lors du jeu & du concours des différens agens chargés de les opérer. Quoi qu'il en soit, l'excès dont il s'agit ne pouvant exister sans que le bras de levier ne soit prolongé, le poids relatif de la partie qui est au bout de ce bras augmentera infailliblement ; il exigera que le bras opposé soit chargé d'une plus grande partie du poids de l'arriére-main pour le contrebalancer : donc les parties antérieures auront à supporter de plus que dans un cheval dont l'encolure sera proportionnée, non-seulement l'excès du poids relatif de la tête, mais l'excès du poids pris dans les parties postérieures. Que si l'encolure est droite, c'est-à-dire, que si les vertébres cervicales, en partant de leur base, sont déterminées sur le champ en avant & dans une direction plus ou moins horisontale, alors il faudra les envisager comme un mât plus ou moins incliné, qui fatigueroit plus ou moins ses *haubans*, ſans parler des inconvéniens que nous venons de décrire & qui réſulteroient encore de l'extenſion du bras de levier.

L'exceſſive longueur d'un col, qui en même-temps eſt mol & efilé, le rend toujours plus incapable de ſoutenir ce qu'il doit ſupporter comme corps intermédiaire à la puiſſance ou à la main, & à la réſiſtance ou à la bouche, des efforts de la première ſur la ſeconde. La réſiſtance eſt-elle douée d'une grande ſenſibilité? le défaut ſera moindre; mais en eſt-elle dépourvue, la barre eſt-elle baſſe & arrondie? le défaut ſera beaucoup plus conſidérable, parce que la force à laquelle la puiſſance ſe verra obligée, ſera telle que ce même corps intermédiaire, contraint de la partager, cédera & fléchira de côté & d'autre lors des actions de la main: dans tous ces cas l'appui n'eſt jamais parfait; il eſt plus ou moins falſifié, & il eſt très-difficile de donner de l'aſſurance à la tête. Ces ſortes d'encolures, au ſurplus, facilitent toujours à l'animal les moyens de s'armer, ſur-tout quand leur trop de longueur eſt accompagnée de ce même vice de proportion dans la tête.

Le trop de brieveté de la partie dont il s'agit, c'eſt-à-dire, le défaut oppoſé, exiſte rarement ſans que cette même partie ſoit plus épaiſſe, & ſans que la tête de l'animal ſoit mal attachée; ainſi une encolure de cette ſorte ne ſauroit ſe loger dans l'auge, & la tête ſe fixer dans la juſte poſition où elle doit être. De plus, le corps intermédiaire étant alors plus roide & plus inflexible, attendu l'épaiſſeur & le peu de longueur, il en réſultera, en quelque façon, une interception de la réciprocité du ſentiment qui ne pourra ſe communiquer qu'autant que la puiſſance emploiera plus de force ſur la réſiſtance; ce qui endurcira inévitablement les barres,

& privera encore l'animal de la facilité & de la grace qui doivent en accompagner l'exercice. Que ſi le col eſt court & mince en même-temps, la maigreur ne pouvant être attribuée qu'au moindre volume des muſcles, à raiſon de la moindre quantité des fibres charnues, ces mêmes muſcles, qui doivent agir contre la colonne, en ſuſcitant les mouvemens latéraux & divers de la tête, ſeront privés de la force dont ils ſont doués dans une encolure bien proportionnée, & n'auront jamais le même pouvoir ſur la colonne qui, par ſon peu d'étendue, ſera moins ſuſceptible de ſoupleſſe, puiſqu'elle ſera moins diſpoſée à ſe prêter aux plis différens qu'il eſt néceſſaire de lui imprimer.

La hauteur ou l'élévation du corps n'étant pas égale à ſa longueur péchera par le trop ou par le trop peu, c'eſt-à-dire, par excès ou par diminution. Par excès, d'abord le défaut ſera le même que ſi le cheval étoit trop court ; par diminution, le défaut ſera le même que ſi le cheval étoit trop long. L'excès peut provenir ſeulement de l'amplitude du corps, & principalement du thorax ; en ce cas l'animal eſt dépourvu de toute legéreté, & ne préſente qu'une maſſe lourde & informe. Quand il naît de la longueur exagérée des jambes, les membres ſont ſi foibles, qu'ils ne peuvent réſiſter au moindre travail ; & lorſque l'excès a ſa ſource dans les deux cauſes enſemble, il n'eſt pas douteux que la ruine de l'animal eſt beaucoup plus prochaine, quoique les membres n'aient pas autant de longueur à proportion que dans le dernier cas, parceque plus allongés d'une part qu'ils ne devroient l'être, ſelon les dimenſions naturelles, ils ont de l'autre à porter un fardeau plus conſidérable. Quant à la diminution, ſi elle provenoit du peu de capacité du corps, & particuliérement du thorax, il il eſt aiſé de comprendre quelles ſeroient, outre cette difformité, les ſuites de la contrainte qu'éprouveroient les viſcéres que cette cavité contient, & dans la circonſtance où l'on ne pourroit en accuſer que la briéveté des membres, on concevra bientôt auſſi que la progreſſion de l'animal en ſeroit évidemment plus retrécie. Dès que ſes extrémités poſtérieures, en effet, ne pourroient, pour opérer les percuſſions indiſpenſables, atteindre, comme dans le tranſport ſucceſſif & local d'un cheval bien proportionné, la ligne de direction du centre de gravité, la maſſe ſeroit abſolument néceſſitée de parcourir moins de chemin à chaque temps, ou l'animal obligé de doubler les mouvemens pour gagner d'une autre maniére ce qu'une véritable impoſſibilité lui feroit perdre ſur une certaine étendue de terrein; ou enfin ſi ſon courage & ſon ardeur le portoit à forcer en quelque façon la nature pour approcher davantage de cette même ligne, il eſt certain que chaque extrémité ſeroit infiniment plus travaillée, & ſuccomberoit bientôt, vu les efforts répetés qu'elles auroient à faire pour opérer ce qu'il faudroit d'élévation à la maſſe à chaque inſtant des déplacemens qui la détermineroient en avant.

Dans la circonſtance de la longueur exceſſive du corps, toute la colonne vertébrale doit être inconteſtablement plus foible, & les muſcles ne peuvent qu'être ſollicités à des mouvemens plus violens pour réſiſter à l'effet du fardeau dont elle ſe trouvera chargée, puiſque les bras de levier accordés à la réſiſtance, ſeront moins efficaces en raiſon de l'excès de la longueur reprochée, qu'ils ne l'auroient été dans un animal exactement compaſſé & meſuré. Nous voyons auſſi qu'un cheval enſellé, c'eſt-à-dire, en qui la colonne dorſale eſt pliée plus ou moins en contre-bas, n'a jamais une véritable force. L'avant-main en ſemble plus beau parceque le garot, attendu cette ſorte de vouſſure en deſſous, paroît plus élevé, & l'encolure ſortir perpendiculairement de cette derniére partie, mais un trait de beauté acheté aux dépens d'une qualité eſſentielle, ne la compenſe point, & n'en eſt qu'un appas plus trompeur. Dans toutes les actions qui requiérent un enſemble, ces ſortes de chevaux ſont toujours au-deſſous de ce qu'on leur demande; par exemple, & ſur-tout enſuite de quelque exercice plus ou moins rapide, ils ne préſenteront point parfaitement le front à l'arrêt, ils ne l'exécuteront pas avec fermeté, ils vacilleront & ſe traverſeront à droite ou à gauche, malgré la juſteſſe de la main, à moins qu'elle ne ſoit infinie & dans un accord ſi parfait avec les jambes, qu'au moyen de la préciſion, de la fineſſe & du ſentiment du cavalier, l'animal reçoive de l'art ce qui lui a été refuſé par la nature; l'arrêt formé ne ſera pas ſtable, ils ſe jetteront en avant ou en arriére, &c. &c. enfin, quelque vivacité, quelque legéreté qu'ils montrent dès les premiers momens de leur allure, leur foibleſſe ſe manifeſtera bientôt, & en effet, la courbure de l'épine ne peut exiſter en eux, que les muſcles qui s'oppoſent à ce qu'elle ne plie davantage, n'aient déja été naturellement portés à un dégré d'extenſion au-delà duquel leur élaſticité & leur jeu ne tarderont pas à atteindre leur terme, & à paſſer de l'excès de l'action à l'inertie qui doit la ſuivre.

Le trop de longueur ſuppoſée n'être dûe qu'à celle du thorax ſeulement, les jambes antérieures n'étant pas plus éloignées des extrémités poſtérieures qu'elles le ſont dans un cheval bien conformé, eſt un défaut qui n'eſt point auſſi rare qu'on le croiroit. Dans un ſemblable cas, le devant ſeroit chargé d'un très-grand poids, non-ſeulement parce que le prolongement du thorax accroîtroit la maſſe totale, & particuliérement celle que ce même devant a à ſupporter, mais parceque, comme je l'ai expliqué en parlant de l'excès de longueur de l'encolure, ce prolongement ne ſauroit exiſter ſans occaſionner celui du bras de levier réſultant de cette derniére partie, & ſans employer une plus grande portion de la maſſe poſtérieure au contrebalancement du poids des parties antérieures, le point d'appui demeurant toujours chargé de toute l'intenſité de la réſiſtance & de toute l'intenſité de la puiſſance qui lui fait équilibre. De-là le défaut immanquable de liberté des épaules & des membres, quand même l'animal ſeroit pourvu d'un courage réel, & quand ces mêmes membres ſembleroient avoir une épaiſſeur qui en indiqueroit la force : de-là la néceſſité qu'il peſe à la main, que ſes jambes ne parviennent jamais au dégré d'élévation requis dans ſes différentes allures, qu'il raſe le tapis, qu'il butte & qu'il ſuccombe ſans beaucoup de délai ſous le faix d'un exercice indiſcret & immodéré auquel il pourroit être condamné par ceux qui confondroient en lui l'engourdiſſement qui ne demande que la répétition des actions & du jeu des parties, avec l'aviliſſement qui tient à l'énormité de la charge ſupportée.

En ce qui concerne la longueur du corps qui ſeroit dûe à l'extenſion des os des iſles, il eſt évident que l'allongement de ce bras de levier tendant à plier les vertébres lombaires en contre-bas, & à les faire obéir au fardeau, donneroit à ce même fardeau un avantage conſidérable ſur la réſiſtance qu'oppoſeroient les muſcles. Pour ſe délivrer de l'effet de ce poids, les chevaux en qui ce défaut existe, s'efforcent, par un mouvement automatique & totalement contraire à cet effet, de vouter l'épine en contre-haut, & la plupart forgent, s'atteignent, s'attrapent, &c. &c.

Lorsque le corps de l'animal est trop court, sa force pour supporter un poids est naturellement plus grande, par la raison de la brièveté des bras de levier, mais aussi les effets des réactions se manifesteront bien plus directement sur le poids; la colonne ayant moins de longueur, aura beaucoup moins de jeu; l'allure du cheval sera par conséquent moins liante, & il y aura très-peu de ressort dans ses mouvemens, dont l'impression se propagera toujours sur le cavalier d'une maniére dure & désagréable. D'un autre côté, il tirera avec moins d'avantage, parceque le rapprochement du centre de gravité des parties antérieures sur le point d'appui, c'est-à-dire, sur les pieds postérieurs, lui ravira certainement l'empire qu'il auroit eu contre le fardeau quelconque qu'il auroit à traîner.

Nous avons dit que la mesure existante dans un cheval bien planté & en repos sur le sol, depuis la partie supérieure de la croupe jusqu'à la partie supérieure du grasset, est la même que depuis celle-ci jusqu'à la partie supérieure latérale externe & saillante du jarret, & que depuis cette partie du jarret jusqu'au sol.

Si la nature se fût écartée de ces conditions, soit par la brièveté, soit par le prolongement des parties qui concourent à la formation des extrémités postérieures, dans le premier cas, le derriére eût été nécessairement roide & dénué de la liberté essentielle à son action, les percussions auroient été incontestablement moindres, puisqu'elles sont toujours en raison des flexions respectives de chaque partie du membre, & les extrémités antérieures qui ſe trouveroient au dégré d'élévation qu'elles doivent avoir dans le cheval bien proportionné, ne pouvant, par une percuſſion à laquelle elles ne ſont point aſtraintes, ſuppléer à ce que le défaut de celle du derriére auroit fait perdre au tranſport de la machine, ce tranſport eût été toujours lent & très-pénible.

Dans le ſecond cas, c'eſt-à-dire, dans celui du prolongement exceſſif de ces mêmes extrémités poſtérieures, nous dirons qu'outre les inconvéniens que nous avons décrits en examinant les réſultats d'une trop grande extenſion dans les os des iſles, l'exagération de chaque partie du membre ſeroit ſuivie de celle de l'effet des détentes : la maſſe ſeroit donc chaſſée en avant avec plus de célérité & plus de force, & la courſe de l'animal bien plus rapide ; mais auſſi les extrémités antérieures n'étant point en même raiſon de hauteur, ſe verroient écraſées par le fardeau dont elles ſeroient toujours chargées comme dans les chevaux bas du devant, & il faut ajouter ici la force plus grande de ſon rejet de la part des extrémités poſtérieures prolongées, ſur-tout lors de l'action du galop, dans laquelle la maſſe retomberoit à chaque temps inévitablement de plus haut ſur elles. D'ailleurs, vu leur briéveté conſidérée par rapport à l'excès à reprocher aux parties de derriére, briéveté qui doit rendre leur action naturelle infiniment moins efficace, elles ſeroient néceſſitées à des efforts plus violens pour la relevée & le ſoutien de la machine enſuite de chaque percuſſion opérée par les membres poſtérieurs.

Nous préſumerions volontiers que dans les chevaux anglois la ruine des épaules, l'anéantiſſement de la liberté de ces parties, & même les douleurs dont ſont aſſez ordinairement atteints leurs pieds antérieurs, ne font dûs qu'à la furcharge que le devant éprouve, soit par ce défaut de conformation qui n'est pas absolument rare en eux, soit par la maniére dont on les exerce sans attention à la nécessité de l'ensemble & d'une juste répartition du poids & des forces, soit enfin dans les courses plus ou moins véhémentes qu'on en exige, &c. &c. cependant on doit observer qu'à leur égard, dans le galop de chasse comme dans le galop précipité, la masse ne retombe pas de haut; elle est constamment près de terre, & il s'en faut de beaucoup que les forces agitées contre les colonnes antérieures, en sollicitent l'élévation autant qu'elles en opérent le progrès, car les parties postérieures s'approchent beaucoup moins de la ligne de direction du centre de gravité, & leur détente semble n'avoir réellement lieu que de la perpendiculaire en arriére: or par cette détente, qui constitue le membre dans une sorte de roideur qu'on peut regarder comme une des causes de cette espèce de flottement de côté & d'autre que l'on a désigné par l'expression de *branle de galop*, tout le produit de la vîtesse employée dans une direction horisontale, consiste dans une détermination plus rapide de la machine en avant, & alors les épaules ont d'autant plus à travailler, que les parties postérieures sont bien moins occupées de les seconder dans la relevée de cette même machine.

Nous ne pousserons pas plus loin ici ces observations, que nous pourrions étendre à l'infini par le développement d'une foule de principes évidens & applicables à tous les points qui, dans le corps du cheval, correspondent les uns aux autres à titre de cordes, de leviers, de point d'appui, de puissance & de résistance. Il suffit de ces simples *apperçus* & de cette très-legére ébauche pour juger de la somme de lumiéres qui résultant de cette maniére d'étudier & de rechercher l'animal, mettroit notre esprit au niveau des rapports & des conditions qui sont pour nous autant de mystéres dont la révélation importe essentiellement néanmoins au maréchal dans nombre de cas & dans toutes les circonstances à la perfection de la science du manége. Rien n'est assurément plus admirable que de réduire un animal doué d'une force plus ou moins considérable, & d'une agilité plus ou moins grande, à une obéissance entiére, & de le conduire peu-à-peu, malgré lui & cependant sans contrainte, à l'habitude de la finesse & de la précision dans l'exécution, mais aussi combien peu d'hommes en ont été véritablement capables? Une longue pratique & le tâtonnement enfantent des regles générales qui ne sont que la superficie de l'art, la connoissance profonde de l'animal en est la base. Une étude suivie & relative au dégré de foiblesse & de force annoncé par sa structure & par les différentes combinaisons qui ont présidé, pour ainsi dire, à la conformation de son corps & de ses membres, est donc absolument indispensable. Par elle, les causes de son opposition à telle ou telle action, de sa propension à telle ou telle autre, & des variations énormes qui étonnent toujours dans chacun des individus que l'on exerce, se dévoilent & se manifestent; les moyens à employer pour triompher & pour vaincre se présentent aussi-tôt; les vaines tentatives auxquelles on se seroit indiscrettement livré à cet effet sont rejettées; on n'entreprend que ce que l'on doit entreprendre; la mesure des leçons est constamment celle de ce que peut l'animal; on prévient ses fautes, & dès-lors on évite la peine & le danger d'avoir à corriger; le mouvement qui précede instruisant de celui qui doit suivre, tous desseins nuisibles sont aisément rompus, &c. &c. &c. Enfin il n'est aucuns cas particuliers qui puissent être un sujet de perplexité & d'embarras, parceque c'est des tresors mêmes que la nature nous a ouverts, que nous tirons tous les principes.

59. Justesse de l'aplomb & de la direction des membres.

La direction des membres & la justesse des *aplombs* sont encore d'une considération très-importante.

Telle doit être la direction des colonnes antérieures vues latéralement, qu'une ligne verticale tirée de la sommité du garot à terre, passera sur la pointe du coude, tandis qu'une seconde verticale conduite du tiers postérieur de la sommité de l'avant-bras au sol, partagera également la largeur du canon, le boulet y compris jusqu'au paturon, & qu'une troisiéme ligne semblable tendante pareillement à terre, & menée de l'articulation du bras avec l'omoplate, répondra directement à l'extrémité de la pince.

Ces mêmes colonnes considérées de face, on verra que, quoique le contour ou la partie latérale externe des avant-bras rentre plus en dedans à mesure qu'ils descendent près du genou, que le contour intérieur ne se rapproché de cette même partie latérale, une verticale menée du milieu de leur portion la plus étroite jusqu'au sol, diviseroit également la largeur de toutes les piéces formant le reste de ces extrémités.

Quant aux colonnes postérieures examinées dans le premier de ces sens, une verticale abaissée sur la terre depuis l'articulation de la jambe avec la cuisse, répondroit précisément à la pince, & si nous les envisageons sous le second point de vue, nous verrons, 1°. que le contour extérieur des jambes rentre plus en dedans à mesure qu'elles approchent des jarrets, que celui des avant-bras à mesure qu'ils atteignent les genoux; 2°. que leur contour intérieur tombe presque verticalement ; 3°. que relativement à ces mêmes extrémités, une verticale qui descendroit du milieu de la largeur de la pointe du jarret sur le sol, partageroit également la largeur de toutes les parties qui les composent. Voilà les vraies lignes d'aplomb qui nous assurent de la stabilité certaine de l'animal, parceque dès-lors l'emmanchement de toutes les piéces de chaque colonne est d'autant plus parfait, qu'elles portent exactement les unes sur les autres, & que le fardeau dont elles sont chargées se trouve également distribué sur toutes les parties de la circonférence de la base ou du pied.

Ces directions néanmoins ne sont que trop souvent interverties, soit dans la totalité du membre, soit dans quelques-unes de ses portions.

La verticale qui passe par l'articulation du bras avec l'omoplate, au lieu de répondre à l'extrémité de la pince, la laisse-t-elle en arriére ? l'animal est dit *sous lui* ; il porte beaucoup plus sur la pince que sur le reste du pied ; son allure n'est jamais sure ; elle est constamment retrécie ; l'inclinaison des extrémités préposées pour le soutien de l'avant-main, le met toujours sur le penchant de sa chûte ; elle accroît le fardeau dont elles sont chargées ; elle assujettit, elle oblige le cheval à une flexion plus grande & plus laborieuse du genou pour la levée de la jambe, encore ne butte-t-il pas moins communément, vu l'énorme difficulté qu'il a de dégager le pied qui ne peut que heurter souvent les corps qui se trouvent supérieurs à la superficie du terrein, & fréquemment le sol même sur lequel il chemine. Il est sans cesse en danger de s'atteindre avec les pieds postérieurs, &c. &c. &c.

La pince, au contraire, est-elle en avant de cette même verticale ? le poids porte plus sur le talon que ſur toute autre partie de la baſe ; le bras de levier réſultant de l'encolure, ſe trouvera plus court, le poids de la tête contrebalancera donc une moins grande partie de celui du corps, & les muſcles ſeront conſéquemment néceſſités à un travail plus conſidérable : la marche ſera auſſi plus raccourcie, parceque la jambe embraſſera d'autant moins de terrein à chaque foulée, qu'elle ſe trouvera naturellement plus en avant de la verticale dont il s'agit ; autrement elle ne ſe poſeroit ſur le ſol qu'en contre-butte & s'oppoſeroit inconteſtablement à la progreſſion de la machine.

Ce dernier défaut exiſtant dans les parties poſtérieures, l'animal ſera, pour ainſi dire, acculé par cette conformation très-vicieuſe ; le fardeau écraſera en quelque façon les jarrets ſur leſquels il portera plus ſenſiblement, & les ruinera bientôt. Ces parties trop fléchies dans le repos, ſeront encore lors de l'action, beaucoup plus bornées dans leur mouvement de détente, attendu que la pointe du jarret aura beaucoup moins de jeu. L'allure enfin n'en ſera pas moins raccourcie par la néceſſité où ſera l'animal de détacher de terre ſucceſſivement chaque pied poſtérieur beaucoup plutôt qu'il ne l'auroit fait ſi le jarret eût été moins coudé (49), attendu qu'alors il auroit pu s'étendre davantage ſur le même point du ſol. Que ſi le défaut oppoſé ſubſiſte ; ſi la pince eſt trop en arriére de la verticale, les mêmes inconvéniens qui ont lieu dans un cheval en qui les extrémités poſtérieures ſont trop courtes, ſeront, ainſi que ceux que nous avons obſervés en parlant du galop des chevaux anglois, les réſultats de cette difformité qui conſtitue l'animal dans l'impoſſibilité de percuter avec la même force & dans le même ſens qu'il l'auroit fait, s'il eût été bien proportionné & dans ſon juſte *aplomb*.

les extrémités dont il est question ne pouvant ici s'approcher assez de la ligne de direction du centre de gravité, & les détentes ne s'effectuant aussi que de la perpendiculaire en arriére.

En supposant encore que la verticale menée du tiers postérieur de la sommité des avant-bras sur le sol, & la verticale conduite de la pointe du jarret à terre, bien loin de diviser également la largeur des parties inférieures, les laissent plus ou moins sensiblement d'un côté ou d'un autre, c'est-à-dire, en dehors ou en dedans; dans la premiére de ces circonstances, l'animal sera plus stable dans le repos, quoique la masse appuiera toujours plus sur le quartier de dedans que sur celui de dehors, mais on peut dire que sa stabilité sera dûe à une force surnuméraire, inutile & mal appliquée. D'ailleurs son pas sera pénible, vu la contrainte dans laquelle il sera de rejetter le poids à chaque temps sur les extrémités qui doivent la porter, & de-là une vacillation ou un bercement perpétuel tel que celui que l'on remarque dans la plûpart des chevaux qui amblent, à l'exception qu'ici le mouvement n'en sera que plus lent, tandis que dans les ambleurs il n'en est que plus vîte. Dans le cas enfin où les extrémités seront hors de la ligne en dedans, l'expérience a suffisamment prouvé que l'animal est ordinairement plus foible, qu'il se coupe, qu'il s'attrape, &c. &c. (30).

En ce qui concerne les piéces particuliéres qui, mal abouties, peuvent fausser l'*aplomb*, ainsi qu'on le voit dans les chevaux *panards, cagneux* (31), *brassicourts*, & dans ceux qui ont des *genoux de bœuf* (32), dont les boulets ou le paturon, ou la couronne se jettent de côté & quittent la ligne, &c. &c. on comprend que le fardeau tendant perpétuellement à resserrer davantage l'angle contre-nature qui résulte de ces positions défectueuses, les muscles qui font obstacle & qui s'opposent à ce resserrement, sont dans une action continuelle & forcée, & par conséquent en danger de succomber bientôt. Il n'est pas douteux aussi que le fardeau se trouve dans les abouts ainsi que dans le pied, porté seulement sur quelques points, au lieu de reposer comme il le devroit sur la totalité, ce qui nuit infailliblement à la solidité de l'édifice.

60. Maniére d'examiner dans le repos le cheval qu'on veut acheter.

La multitude des objets à saisir & à embrasser dans l'examen d'un cheval doit sans doute rabattre beaucoup de l'idée que plusieurs personnes se forment de l'existence d'un nombre infini de connoisseurs en ce genre ; elle prouve en même-temps la nécessité indispensable de se faire un ordre & de détailler, pour ainsi dire, méthodiquement l'animal, à l'effet de n'avoir pas à se reprocher l'omission de quelques vices très-essentiels. Le vrai moyen de se mettre à l'abri de l'erreur & de la séduction n'est pas de se prévenir, ainsi que quelques auteurs le conseillent, contre le cheval que l'on se propose de juger ; ce n'est jamais d'un esprit prévenu que partent des décisions justes ; on ne peut les attendre que de celui qui réfléchit & qui raisonne ; & d'ailleurs il n'est libre à qui que ce soit de se prévenir à son gré. Ici les parties les plus importantes sont celles qui sont le fondement de la machine ; elles sont par conséquent les premiéres sur lesquelles les regards doivent s'attacher. Considérez donc d'abord les pieds, & successivement toutes les parties des extrémités, en remontant jusqu'au garot & jusqu'à la croupe. Revenez au total de chacune ; examinez ensuite toutes celles que présente le corps, passez enfin au reste de l'avant-main ; comparez encore le tout ensemble, telle est la route que vos yeux doivent suivre ; rien ne leur fera illusion s'ils sont éclairés, & ſi vous avez un aſſez grand fond de principes à appliquer aux objets qui les frapperont. Quiconque voudroit conſidérer le tout à la fois, n'en verroit pas davantage que celui qui, dépourvu de ce fond, ſe flatte de tout voir par cela ſeul qu'il a beaucoup vu, ou que ceux qui s'en laiſſent impoſer uniquement par l'impreſſion du premier aſpect ou d'*un bout de devant* ſouvent trés-ſéduiſant, abſtraction faite de toutes les difformités raſſemblées dans l'individu.

61. Mais la conſidération de ce que l'extérieur de l'animal, enviſagé dans le repos, offre & préſage, ne conduit encore à rien d'infaillible ; il faut de plus examiner le cheval dans l'action.

Méchaniſme de la conformation du cheval, en ce qui concerne la poſſibilité de ſes mouvemens.

Ses allures ſont de deux ſortes : les unes ſont *naturelles*, les autres *artificielles*. Le pas, le trot & le galop ſont compris dans les premiéres. On en compte une quatriéme, qui eſt l'amble, mais elle eſt défectueuſe, & ne dérive de la nature que dans un petit nombre de chevaux. A l'égard de certains trains rompus & déſunis, tels que l'entrepas qui tient du pas & de l'amble, & de l'aubin qui tient du trot & du galop, ils annoncent la foibleſſe & la ruine de l'animal & ne doivent pas être par conſéquent mis au rang des allures dont il s'agit.

Celles que l'on nomme *artificielles* ou *airs*, en terme de manége, ſont ou *près de terre* comme le paſſage, la galopade, la volte, le terre à terre, le mézair, &c. ou *relevées* comme la peſade, la courbette, la croupade, la balotade, &c. cependant quoiqu'elles ſoient tirées des autres, elles ne ſont que l'effet & la ſuite d'une éducation donnée par d'habiles maîtres ; & cette éducation ne ſe ſuppoſe que rarement dans un cheval dont on fait choix.

Le moyen de ſaiſir avec une véritable préciſion

tout ce qu'il peut présenter de défectueux & de beau, de juste & d'irrégulier dans l'exécution de celles auxquelles il est invité quand on l'éprouve, & même de toutes ses actions quelconques en toute autre circonstance, est d'avoir l'esprit toujours présent aux vues & à l'industrie de la nature lors de sa formation.

Quatre colonnes osseuses, composées chacune de plusieurs piéces unies & assemblées dans une direction & une convenance d'où dépendent la possibilité & la liberté de leur jeu (*a*), servent de base à cette machine animée, ainsi qu'à son transport d'un lieu à un autre, lorsqu'elles sont sollicitées aux mouvemens dont elles sont susceptibles. Il seroit inutile de parler ici des cordons plus ou moins larges, & plus ou moins applatis qui, sous le nom de ligamens (*b*), en assurent la stabilité & la liaison ; mais nous dirons que chacune de ces colonnes a six articulations, une *sphéroïde*, qui est la supérieure, & cinq *gynglimoïdes* ; ainsi dans les colonnes antérieures la sphéroïde opére la jonction du bras avec l'épaule par la portion supérieure de l'humérus reçue dans la cavité glénoïde de l'omoplate, comme dans les colonnes postérieures, elle opére celle de la cuisse avec le bassin par le fémur, dont la tête arrondie entre & roule dans la cavité cotiloïde.

La direction & la situation de leurs différentes parties dépouillées de leurs muscles & considérées dans le repos, sont telles que l'examen de celles préposées au soutien du devant, nous montre l'extrémité inférieure de l'omoplate au milieu de son inclinaison possible, soit en avant, soit en arriére. Il en est néanmoins une legére en avant dans la

(*a*) Voyez les articles 13, 14, 15 de l'Hyppostéologie.
(*b*) Voyez l'article 16 de l'Hyppostéologie.

position naturelle de cet os, qui ne peut jamais & dans aucun cas outrepasser la ligne verticale.

Le bras qui se fléchit en arriére, & que nous supposons pouvoir, ainsi que l'épaule, parcourir dans toute sa flexion respectivement à l'omoplate environ quarante dégrés, se trouve alors au milieu de son chemin.

L'avant-bras qui, dans sa flexion en avant, peut aussi parcourir un arc d'environ le double, est en arriére, à un tiers près de l'extrémité de son chemin possible, & dans une position qui n'est pas exactement verticale, puisque la ligne qu'il trace de bas en haut est legérement portée en arriére.

Le canon qui se fléchit en sens opposé, & selon une ligne verticale, est à l'extrémité possible de sa flexion en avant.

Le paturon, à l'articulation du boulet, se fléchit en arriére & en avant; il est à peu près à l'extrémité de son jeu aussi en avant.

Ce même os, à son articulation avec celui de la couronne, est à l'extrémité de son chemin en avant, & forme, avec la verticale, un angle de quarante-cinq dégrés.

Quant à l'os de la couronne, il est encore plus oblique en approchant de l'horisontale; mais si son articulation avec le paturon & la couronne, & l'articulation de la couronne avec le pied, sont capables de semblables mouvemens, l'arc qu'ils décrivent est à peine de quelques dégrés.

Le sabot enfin repose horisontalement sur le sol.

A l'égard des colonnes postérieures, nous observons que de la situation & de la direction des piéces supérieures, résultent des angles alternes retrécis & rendus plus aigus par leur action. Ces piéces sont le fémur qui est dans le milieu de sa flexion en avant, le tibia qui eſt au commencement de ſa flexion en arriére, & le canon qui eſt au milieu de ſa flexion en avant; les autres parties ſont dans la même poſition que celles qui terminent les colonnes chargées de l'avant-main.

La raiſon de la poſition des os qui compoſent l'extrémité antérieure, poſition plus ou moins diſtante d'une ligne droite, ou la néceſſité de leurs différentes flexions ou inclinaiſons, ſoit en avant, ſoit en arriére, même dans le repos, nous paroît ſenſible.

Il n'eſt pas douteux en effet que ſi les articulations euſſent été dans la même ligne que la longueur des ſolides qui forment le membre entier, 1°. ou les muſcles paralléles aux os qu'ils doivent mouvoir n'auroient jamais pu vaincre la réſiſtance du poids qui dès-lors auroit été infinie, ou il auroit été indiſpenſable de multiplier & d'accroître monſtrueuſement les éminences, ſoit dans l'étendue, ſoit dans les articles de ces mêmes os, pour écarter de leur axe ces cordes mouvantes, or une multitude d'angles à intercepter en a aſſuré la puiſſance; 2°. tous ces ſolides aboutis n'auroient fait qu'un ſeul & même corps roide qui auroit porté dans la machine tout l'effet de la réaction lorſque ſa chûte ſeroit arrivée dans la même direction.

Pour obvier à cet inconvénient, la nature en fixant dans l'animal les omoplates ſur les faces latérales du thorax les a écartés de la perpendiculaire en deux ſens, d'une part, en portant leur ſommet contre les vertébres dorſales, & de l'autre en dirigeant leurs extrémités inférieures en avant. De plus, elle a mis en ſens oppoſé & en arriére l'extrémité inférieure de l'humérus; elle a éloigné ſoigneuſement le paturon, l'os de la couronne & du pied, des directions de l'avant-bras & du canon;

ces

ces différentes poſitions de divers ſolides deſtinés à ne faire enſemble qu'une ſeule & même colonne & qu'un ſeul & même appui, étoient abſolument néceſſaires pour que la réaction ne ſe transmît pas à l'extrémité ſupérieure avec une force capable d'ébranler la machine entiére, d'offenſer les muſcles qui maintiennent les omoplates & ſur leſquels l'animal ſemble être, pour ainſi dire, ſoutenu comme par des ſangles, de détruire les ligamens qui lient ces os aux vertébres dorſales & qui les ſéparant en quelque façon de cette même machine, la ſauvent des ſecouſſes que, malgré toutes les autres précautions priſes, elle auroit inconteſtablement éprouvées, ſi ces mêmes os euſſent été emboîtés dans les vertébres.

L'ordre des directions particuliéres & variées de chacune des piéces n'eſt pas moins digne d'admiration.

L'omoplate attaché par le ſommet n'auroit pu ſe mouvoir en arriére ſans froiſſer les côtes, ſans gêner la reſpiration & ſans rencontrer lui-même un obſtacle à ſon jeu. Il importoit donc qu'il ſe mût en avant ; par une ſuite néceſſaire le bras a dû ſe mouvoir en arriére, l'avant-bras en avant & le canon dans le ſens du bras, car ces flections ſucceſſivement contraires favoriſent le mouvement progreſſif ; l'omoplate étant levé, toutes les autres parties conſtituant le reſte du membre, forment en effet divers angles qui en abrégent la longueur, & dès-lors il peut être porté en avant ſans aucun obſtacle, outre qu'au moment de ſa foulée ſur le ſol, la percuſſion qu'il effectue tient de la différente direction de chacune de ces parties qui toutes tendent par leur jeu du devant à l'arriére. Il eſt vrai que les articulations des autres os qui le terminent ne ſont point ſelon cette ſuccession constante dans les portions supérieures, puisque le sens de leur flection est conforme au sens de la flection du canon ; mais l'uniformité de mouvement dans cet os & dans ceux qui lui sont inférieurs a été spécialement ordonnée pour la facilité & même la possibilité de la marche qui, autrement, auroit été d'autant plus périlleuse ou plus impraticable que le pied porté en avant auroit infailliblement heurté sans cesse contre les moindres corps, au lieu que vu leurs déterminations en arriére, ces parties en s'élevant glissent sur tous les obstacles présentés & les franchissent.

En voyant dans la construction des colonnes sur lesquelles l'arriére-main est établi, le fémur engagé comme il l'est dans la cavité cotiloïde, il sembleroit au premier coup d'œil que la nature pourroit être accusée d'avoir omis de parer aux inconvéniens de la réaction, mais une multitude de routes la conduisent au même but. Elle a donc suppléé ici au défaut du ligament qui dans l'avant-main attache & suspend l'omoplate, par la flexibilité des vertébres lombaires, par la longueur du levier formé par les os des iles & par le soin qu'elle a eu de varier les directions.

Ce levier répond en quelque façon à l'omoplate, le fémur au bras, le tibia à l'avant-bras, le canon & les autres parties aux mêmes parties du devant, ce qui complette l'égalité du nombre des piéces dans les colonnes opposées.

L'objet des flections de celle-ci est le même ; le fémur fléchit néanmoins à contresens du bras, le tibia à contresens de l'avant-bras, le canon à contresens du canon de devant, mais on voit clairement que toutes ces directions tendantes ici de l'arriére en avant, tandis que les autres tendent de l'avant en arriére, ont été tournées du côté qui pouvoit favoriser la progession de l'animal, la célérité de sa marche & la force dont il avoit besoin pour tirer des faix lourds & pour percuter de maniére à chasser, à élever toute la masse & à détacher de terre le devant qui porte le fardeau plutôt qu'il ne le transporte.

Quoique les articulations soient selon toutes les conditions requises pour l'exécution du mouvement local, leur action est cependant purement passive, les piéces osseuses ne sont mûes que par les instrumens organiques auxquelles elles servent d'attache (*a*), ainsi la contraction des muscles importoit à la flection & à l'extension des parties, la flection & l'extension à leur transport & à leur appui, leur appui & leur transport au mouvement local qu'elles effectuent. La flexion & l'extension complettes d'un seul membre n'opéreroient cependant pas ce mouvement. Le cheval appuyé sur la colonne antérieure droite fléchira & étendra vainement jusqu'au terme fixé les piéces différentes de la colonne antérieure gauche ; si le derriére ne percute & ne chasse lui-même l'avant-main en poussant en avant la colonne fléchie, la masse demeurera fixée dans le même lieu, & le pied élevé retombera lors de l'extension à environ la même place qu'il occupoit précédemment à la flection, à peu près comme nous le voyons dans l'animal qui bat du pied pour se délivrer des mouches qui l'incommodent.

Mais toutes les flections apperçues dans la même colonne sont-elles en même dégré d'utilité, & l'animal ne chemineroit-il pas sans le concours de tous ces angles ? Nous avons reconnu dans les six conjonctions naturelles des os de chaque extrémité une seule articulation sphéroïde ou par genou, &

(*a*) Voyez l'Abrégé ou le Précis Myologique.

cinq articulations gynglinoïdes ou par charniére. Les piéces unies par genou sont susceptibles de mouvemens en tout sens, or c'est en elles que réside la cause immédiate & prochaine du transport ; celles dont la jonction se fait par gynglime n'étant que des piéces purement auxiliaires, y conspirent simplement. L'omoplate & l'humérus sont donc dans les colonnes de l'avant-main, & le fémur dans les colonnes de l'arriére-main, les uniques agens d'où dépend réellement la translation d'un lieu à un autre. Par eux la machine est principalement dirigée, tantôt sur une ligne droite, tantôt sur des lignes obliques & détournées selon le chemin qu'elle doit décrire & parcourir, & de leurs actions dérivent celles du membre entier, tout mouvement fait dans le principe d'une partie ne pouvant que se communiquer & s'étendre jusqu'à son extrémité. Soit donc que la translation ait lieu en avant, obliquement ou de côté, il est évident qu'elle n'est que l'effet des mouvemens de la cuisse, de l'épaule & du bras, sur-tout si l'on fait attention aux pieds de l'animal, qui au moment de la foulée ou de l'appui n'outrepassent jamais que de très-peu de chose dans sa progression les articulations dont il s'agit, & tombent toujours malgré l'extension & la flection des autres portions osseuses, de maniére que la pince revient constamment à peu près au lieu qu'elle occupe lors de la station de l'animal, & se trouve sur une ligne presque perpendiculaire à celle où le grasset & la pointe du bras ont été portés.

Les bornes imposées au surplus aux mouvemens des autres portions mettent encore sous nos yeux la simplicité & la solidité des voies par lesquelles la nature agit. Non moins merveilleuse par son économie que par sa fécondité, elle ne va jamais au-delà du besoin. Les piéces inférieures devant participer des différentes actions de celles dont elles sont une suite, il auroit été superflu de les douer de tous mouvemens. Elle ne leur a conséquemment departi qu'une liberté telle qu'elle leur étoit nécessaire pour se mouvoir sur elles-mêmes. En les renfermant dans la seule possibilité de la flection & de l'extension, non-seulement elle a évité la profusion des muscles dont des actions en tout sens auroient infailliblement exigé la multiplication, mais elle a travaillé à assurer la stabilité & la fermeté des articulations moins sujettes aux dérangemens, dès que leurs mouvemens sont ainsi limités, que celles qu'elle a chargées d'en accomplir un plus grand nombre.

62. La science du méchanisme de l'animal, en ce qui concerne le principe, le sens, l'étendue & le terme des mouvemens dont il est capable, conduit à celle de leur ordre, ou de leur succession harmonique qui change & varie relativement à la diversité de ses allures plus ou moins tardives, plus ou moins vîtes & plus ou moins près de terre. Les temps & l'arrangement particulier des jambes, ordonnés dans les unes & dans les autres en constituent la différence, mais l'œil le plus attentif & l'oreille la plus exacte ne les apprécieroient jamais avec assez de précision. Il faut, pour ainsi dire, ici circonscrire les objets pour les voir dans un jour où aucune des conditions ne puissent échapper.

Succession harmonique des membres du cheval dans ses allures naturelles.

On doit donc considérer dans le mouvement des jambes à l'action du pas, le lever, le soutien, le poser & l'appui. Le lever est l'instant où elles se détachent de terre, le soutien est le temps qu'elles demeurent en l'air, le poser est l'instant où elles regagnent le sol, & l'appui est le temps qu'elles y demeurent fixées ; mais le lever & le poser fuyant avec trop de rapidité pour être commensurables, on peut réduire l'action entiére de chaque colonne en particulier aux deux temps qui résultent du soutien & de l'appui.

De plus il importe à l'effet d'éviter la confusion qui suit les mouvemens successifs & précipités des colonnes, d'envisager le cheval comme un bipède, en fixant nos regards, ou sur les colonnes antérieures seules, ou sur les colonnes postérieures, ou sur les colonnes latérales.

Sous le premier point de vue, il est clair que l'instant du lever du pied droit est toujours l'instant du poser du pied gauche, or les temps du soutien & de l'appui successifs & marqués de chacune de ces jambes ne peuvent être que parfaitement égaux entr'eux dans leur durée, autrement il faudroit que les deux pieds restassent quelque temps à terre ou en l'air ensemble, ce qui n'est point & ne sauroit être dans l'allure dont il s'agit.

Les mêmes vérités s'offrent à nous dans le bipède résultant des colonnes postérieures; mais il n'en est pas ainsi à l'égard des bipèdes latéraux, l'instant du lever d'une jambe n'est pas l'instant du poser de l'autre.

Au pas, dès qu'une jambe de devant fait entendre sa foulée en se posant, la jambe de derriere du côté opposé doit immédiatement après faire entendre la sienne, l'autre jambe de devant effectue ensuite sa battue, & celle-ci est suivie de la battue de la seconde jambe de derriére; or les foulées des bipèdes antérieures & postérieures étant ainsi naturellement interrompues & diagonalement entrecoupées, il n'est pas possible que la retombée de la jambe antérieure & la relevée de la jambe postérieure des bipèdes latéraux soient exécutées en même temps.

Supposons que la durée de l'action entiére de chaque jambe, dont les battues & les foulées ne peuvent être espacées que par des intervalles de temps égaux, soit de deux secondes. Divisons cette action entiére en deux temps, dont l'un sera celui du soutien, & l'autre celui de l'appui, ces deux temps étant, ainsi que nous l'avons prouvé, dans une égalité parfaite, seront chacun d'une seconde. Que résultera-t-il donc de cette supposition? L'appui de la premiére jambe de devant mise à terre sera d'une seconde; la foulée de l'autre jambe de devant à laquelle nous devons accorder un même espace de temps pour son soutien, ne se fera que lorsque la seconde sera écoulée; mais cette foulée devant être intercalairement précédée, comme on ne peut le nier, de celle de la jambe de derriére diagonalement opposée à celle qui la premiére a marqué sa battue, & ainsi successivement, chaque foulée intercalaire séparée par des temps égaux, qui ne sont autre chose que les quatre temps que l'on entend distinctement lors du pas, doit être à une moitié de seconde l'une de l'autre.

Si chaque foulée intercalaire doit être à une moitié de seconde l'une de l'autre, la premiére jambe de devant tombée est à la moitié de son appui & la seconde jambe de devant mûe à la moitié de son soutien, lorsque la jambe de derriére diagonalement opposée à celle de devant qui a frappé la premiére, se repose sur le sol; or les jambes du bipède antérieur n'ont donc plus, pour la terminaison du temps qu'elles ont commencé, c'est-à-dire, l'une pour son appui & l'autre pour son soutien, qu'une demi-seconde, tandis que la percussion diagonale de celle de derriére doit être encore d'une seconde entiére, d'où il suit que la premiére jambe tombée se levera & la seconde jambe élevée ſe poſera à la moitié de cette ſeconde entiére, c'eſt-à-dire, à la moitié de l'appui de la jambe de derriére qui percute. Si donc l'une ſe leve & l'autre ſe repoſe à la moitié de cet appui, nous ſommes néceſſités de conclure qu'eu égard aux bipèdes latéraux, l'inſtant du poſer d'une jambe n'eſt pas l'inſtant du lever de l'autre, l'élévation de la jambe antérieure précédant d'un quart de temps entier l'élévation de la jambe poſtérieure, & ſon appui devançant d'un ſemblable quart de temps celui de cette même jambe poſtérieure, & l'une & l'autre ſe trouvant conſéquemment un quart de temps enſemble à terre & un quart de temps enſemble en l'air. Diſons donc que le cheval cheminant au pas eſt alternativement porté, 1°. par la jambe droite de devant & par la jambe droite de derriére, bipède latéral, pendant un quart de temps que chaque jambe met à completter ſon action, ou ce qui revient au même, ſon appui & ſon ſoutien pris enſemble, c'eſt-à-dire, durant une demi-ſeconde, puiſque la durée de cet appui & de ce ſoutien pris enſemble a été ſuppoſée de deux ſecondes; 2°. dans le ſecond quart de temps, par la jambe poſtérieure gauche & par la jambe droite de devant, ces deux jambes ſe répondant diagonalement; 3°. dans le troiſiéme quart de temps, par la jambe droite de devant qui arrive à terre & par la jambe droite de derriére, bipède latéral, qui eſt prête à la quitter; 4°. enfin dans le quatriéme quart de temps, par la jambe droite de derriére qui ſe poſe ſur le ſol & la jambe gauche de devant qui y eſt encore, ces deux jambes étant diagonales. Ainſi s'achève & ſe termine l'action du pas pendant laquelle on entend une, deux, trois, quatre battues eſpacées également d'une demi-ſeconde; ſi chaque jambe emploie deux ſecondes à completter ſon action entiére, ou ſon pas particulier.

L'action des jambes au *trot* différe de l'action des jambes au *pas*, 1°. en ce que lorſque cette allure eſt déterminée & ſoutenue, l'action complette des quatre colonnes eſt marquée par deux foulées ſeulement, un pied de chacun des bipèdes antérieur & poſtérieur frappant toujours le ſol en même-temps; 2°. en ce que chaque jambe de chacun de ces bipèdes n'attend pas que ſa paire ſoit tombée pour ſe détacher de terre, car il eſt entre ces deux actions un inſtant très-rapide pendant lequel la maſſe s'élançant en avant, n'eſt étayée ſur le ſol par aucune partie, d'où il ſuit que la durée du temps de l'appui eſt un peu plus abrégée que la durée du temps du ſoutien; or à cette allure plus diligente & plus relevée que la précédente, chaque jambe du bipède antérieur agit toujours diagonalement avec celle du bipède poſtérieur, l'animal, à l'exception du moment preſqu'inſenſible de ſon élancement, n'effectuant ſa progreſſion que par la tranſlation de deux jambes ainſi mûes & de deux jambes ainſi poſées, & les foulées des jambes qui tombent s'exécutant dans un ſi grand enſemble, que des quatre battues on n'en entend jamais que deux.

Cette préciſion des foulées diagonales n'eſt pas néanmoins telle dans le cheval foible, abandonné & qui trotte mollement. Le ſon provenant de l'appui des deux jambes qui tombent n'eſt point un ſon net, c'eſt un ſon traîné réſultant de leur chûte diſcordante & non exactement ſimultanée, ſemblable à peu près à celui qui frappe notre oreille lors de la prononciation des deux conſonnes *t*, *r*, précédant la voyelle *a*, à laquelle elles ſe trouvent unies, *tra*.

Il est encore une sorte de *trot* très-écouté & suggéré par l'art, où les temps de l'appui & du soutien de chacune des jambes sont toujours parfaitement égaux, où la droite de devant & la gauche de derriére étant dans leur appui, la droite de derriére & la gauche de devant seront dans leur soutien, où enfin au même moment dans lequel les deux derniéres tomberont, les deux premiéres se léveront incontestablement, ensorte qu'au *trot* dont il s'agit, non-seulement l'instant de la levée d'une jambe du bipède postérieur est l'instant de la posée de l'autre, comme l'instant de la posée d'une jambe du bipède antérieur est l'instant de la levée de sa voisine, mais l'instant de la levée d'une jambe du bipède latéral est encore l'instant de la posée de l'autre jambe du même bipède, ensorte que les levées & les foulées étant exactement simultanées de toutes parts, les deux jambes qui tombent & sur lesquelles la masse est diagonalement étayée ne font jamais entendre qu'une seule battue.

L'*amble* a été de tout temps & avec raison regardé comme un train défectueux plutôt ordinaire, selon le témoignage de l'expérience, à des poulains qui n'ont pas encore acquis leurs forces, à des chevaux naturellement foibles de reins, ou à des chevaux usés & ruinés par le travail, qu'à l'animal qui a de la vigueur & du nerf. Cette allure la plus basse de toutes & la moins détachée de terre a été totalement bannie des manéges. Outre qu'elle est fort allongée & que chaque membre a par conséquent un terrein considérable à décrire, l'ordre dans lequel ils agissent & sont successivement dans le repos, est tel que la machine n'est jamais alternativement portée que par un des côtés, l'autre n'ayant absolument aucun appui, puisque chaque bipède latéral se charge alternativement de la masse ; or ce défaut d'équilibre, cette situation chancelante qui contraignent l'animal à un balancement continuel & sans lequel sa chûte seroit inévitable, joints à l'étendue du chemin que chaque colonne doit parcourir, demandent une diligence extrême dans les mouvemens, & c'est précisément cette vîtesse & cette célérité nécessaires pour l'exécution d'une marche incertaine, brouillée & dans laquelle la masse n'est jamais affermie, qui excluent des écoles tout cheval qui va l'*amble*. Obligé des-lors en effet de raser le tapis continuellement, parceque si les colonnes mûes & agissantes étoient conduites à une certaine hauteur, il tomberoit infailliblement sur le côté & que d'ailleurs il perdroit considérablement sur la longueur du chemin qu'elles ont à embrasser, il ne peut jamais faire montre par leur élévation & leur soutien de la liberté de ses ressorts, liberté dont il est ordinairement privé, vu sa foiblesse, & qui seroit nécessairement étouffée par la précipitation avec laquelle il doit se mouvoir, quand même il en seroit doué. Ainsi cette action ne pouvant être mesurée, soutenue, sonore & cadencée, ne sauroit être soumise & rappellée à ce point de justesse, de précision & d'harmonie, qui est une suite & un effet de l'art, & ne peut être en aucune maniere envisagée par conséquent par les maîtres comme un objet sérieux d'étude & de réflexions.

Il en est de même de l'*amble* rompu, c'est-à-dire, de l'*entrepas* ou du *traquenard* ; l'ordre & les temps observés dans l'*amble* s'y trouvent intervertis : l'ordre, en ce que l'animal n'est pas toujours porté sur un bipède latéral, car il est un moment à la vérité très-court & qui est à peine sensible pendant lequel il est appuyé sur deux jambes diagonales : les temps, en ce que ceux du même bipède ne ſont point parfaitement ſimultanés, les jambes ne foulant point & ne s'élevant point exactement enſemble, de façon que l'on entend la poſée de chacune d'elles, & que l'oreille diſtingue les quatre battues, les deux foulées de chaque bipède latéral ſe ſuccédant & ſe faiſant très-près l'une de l'autre.

Quelque prompte que ſoit l'action des membres au *galop*, l'œil ſaiſit trop facilement leur arrangement & l'ordre dans lequel ils ſont mûs pour que l'on puiſſe former des doutes à cet égard. Il doit être tel qu'un des bipèdes latéraux devance toujours l'autre, de ſorte que lorſque l'animal galope à droite, les jambes droites de devant & de derriére outrepaſſent conſtamment les jambes gauches dans leur marche & dans leurs foulées, comme lorſque l'animal galope à gauche, les jambes gauches outrepaſſent les jambes droites. Dans cet état le galop eſt réputé juſte & uni, la juſteſſe dépendant de la jambe de devant qui outrepaſſe ou qui mene & entame, car l'allure eſt falſifiée, ſi à droite la jambe gauche, & ſi à gauche la jambe droite devancent, & l'union ne naiſſant que de l'accord des membres du derriére & du devant ; celui de derriére étant néceſſairement aſtreint à ſuivre le mouvement de la jambe avec laquelle il forme un bipède latéral, enſorte que l'une de devant entamant, celle de derriére du même côté doit entamer auſſi ; ſans cette condition, l'action du cheval eſt déſunie & d'ailleurs chancelante & peu ſûre.

Conſidérons l'animal galopant à droite & dans ſa courſe naturelle foulant ſeulement trois fois le ſol à chaque pas complet du galop. La jambe gauche de derriére effectuera la premiére battue, la jambe droite de derriére, & la jambe gauche de devant la ſeconde, & la jambe droite de devant la troiſiéme. Voilà des temps marqués & qui ne ſe dérobent point aux ſens ; mais la vue la plus perçante s'égare bientôt lorſque pour fixer la durée des appuis & pour s'aſſurer de celle des ſoutiens ; elle court, pour ainſi dire, de jambe en jambe, cherchant à démêler tous les temps de l'action de l'une ſéparément, de deux, ou de toutes enſemble. La rapidité de leur mouvement l'emportant ſur la vivacité de l'organe, nous voudrions en vain diſcerner & ſaiſir l'étendue ou les intervalles, les comparer & les diviſer par parties ; nos efforts ne ſervent qu'à augmenter le trouble & chaque objet ne pouvant être diſtinctement enviſagé, ne fait ſur nous qu'une impreſſion obſcure, confuſe & d'ailleurs trop foible pour aſſeoir ſur elle quelque choſe de certain. Le ſeul moyen qui s'offre à nous pour diſſiper ou plutôt pour diminuer les ténébres d'une telle nuit, eſt donc de combiner & d'unir les faits les plus apparens dont nos ſens dépoſent, avec les idées qui réſultent du méchaniſme connu de l'animal, & d'en compoſer un corps dont la lumiére réfléchie puiſſe au moins guider & ſatisfaire notre raiſon.

Il n'eſt pas douteux & tout le monde convient que le galop eſt une ſorte de ſaut en avant ; l'élancement de la machine dans cette action en eſt d'ailleurs une preuve ; or nul élancement poſſible aux quadrupèdes qu'enſuite du rejet du devant ſur le derriére (car c'eſt ainſi qu'ils entament leur courſe,) & qu'enſuite du rejet du port ſubit des pieds de derriére près du centre de gravité, (car c'eſt ainſi qu'ils la continuent,) & ſelon que ces mêmes pieds ſeront plus ou moins près de ce centre, que les flections & les détentes des colonnes chargées de la maſſe ſeront plus ou moins grandes & plus ou moins obliques, l'animal s'allongera plus ou moins en embrassant plus de terrein à chaque pas complet du galop, ou son action plus ou moins raccourcie sera aussi plus soutenue & plus détachée de terre.

Ces principes & ces vérités suffisent pour nous mener à la connoissance des raisons de la diversité des dégrés de vîtesse & d'élévation, & conséquemment à la distinction exacte des différens genres de galop dont le cheval est capable.

Si les colonnes postérieures prennent leur appui moins près de la ligne de direction du centre de gravité, elles seront moins fléchies, la détente s'en fera dans une direction plus oblique de l'arriére à l'avant, & son effet sera conséquemment tel que la machine moins élevée ne pourra parcourir que plus de terrein en avant. D'une autre part, le bipède antérieur dont l'appui étoit d'autant plus près de la ligne de direction de ce centre, que celui du bipède postérieur en étoit plus éloigné, ne soulévera jamais par la sienne considérablement l'avant-main, sa percussion étant dans le même dégré d'obliquité que celle de derriére, favorisera plutôt encore le port de la masse dans le sens auquel elle est déterminée par l'effort du bipède postérieur, & c'est ce qui caractérise le galop le plus ordinaire & le plus naturel, c'est-à-dire, celui dans lequel nous n'entendons que trois foulées dans l'ordre que nous avons remarqué.

Nous avons vu d'abord, & il est certain que la masse est premiérement rejettée sur la jambe de derriére opposée à celle qui entame. Dans ce moment les jambes antérieures étant en l'air, celle-ci occupée de la plus grande partie du poids succomberoit infailliblement sans l'action prompte & subite qu'elle fait pour s'en délivrer. Cette action, qui tend d'un côté à porter le centre de gravité en avant, & de l'autre à rejetter le poids ſur le membre qui poſtérieurement l'avoiſine, & ſur celui de devant qui compoſe avec elle un bipède latéral, ſollicite la chûte de ces deux jambes qui reçoivent la maſſe dans ſa tombée, & qui par leur percuſſion oblique la portent encore plus en avant en la relevant médiocrement ; alors & à l'inſtant même de leur relevée, la jambe de devant qui entame ajoute par ſa percuſſion d'où dérive la troiſiéme battue un nouveau dégré de vîteſſe à ces mouvemens combinés, mais plus particuliérement à celui de l'élévation de l'avant-main, & cette troiſiéme battue, qui eſt toujours la plus ſenſible, étant effectuée, la machine eſt en l'air juſqu'à ce que la jambe de derriére qui la premiére s'eſt fait entendre, atteigne le ſol & ſoit chargée de nouveau. L'animal eſt donc d'abord porté ſur une jambe, enſuite par deux & enfin par une, ce qui ne paroîtroit pas compréhenſible, ſi l'on ne faiſoit attention à la direction ainſi qu'à la rapidité & à la célérité de l'action des membres, qui, tour à tour & ſucceſſivement, viennent au ſecours de la machine, s'oppoſent à ſa chûte, la ſoulévent, la chaſſent & l'étayent. Les foulées ſont également eſpacées ; c'eſt ce dont tout homme attentif au bruit ou au ſon réſultant du heurt des colonnes ſur le ſol ſera inévitablement convaincu. Ces foulées ſont ſéparées entr'elles par deux intervalles, mais ils ne peuvent entrer en proportion avec celui qui ſépare chaque pas complet, ſi nous nous en rapportons encore à la dépoſition du même organe. Enfin l'appui de chaque colonne eſt moins du tiers du temps qu'elles mettent à completter leur action, & leur ſoutien, vu la véhémente percuſſion qui ne peut être effectuée & porter le corps en avant que par l'excès de la vîtesse du membre percutant sur celle du corps mû, sera environ à l'appui comme 2, plus le temps que la machine est en l'air, est à 1.

Supposons à présent que les colonnes postérieures prennent leur appui plus près de la ligne de direction du centre de gravité, le derriére étant plus abaissé & la plus grande portion du poids se trouvant rejettée sur lui; alors les colonnes du bipède antérieur débarrassées & déchargées pourront, aidées d'ailleurs par le jeu des lombes, soulever l'avant-main à une hauteur considérable au moyen de la plus légére percussion, & leur détente se faisant ainsi que celle du bipède postérieur dans une direction moins oblique de l'arriére à l'avant qu'au galop dont nous venons de parler, la masse entiére sera plus élevée que chassée; de-là ces actions détachées de terre & moins allongées, c'est-à-dire, ces différens genres de galop plus ou moins soutenus, & plus ou moins cadencés, selon le plus ou le moins d'obliquité des membres percutans, dans lesquels quatre battues très-distinctes frappent toujours notre oreille, & qui ne sont véritablement effectuées que par l'art, car ils exigent de la part de l'animal un ensemble qu'il fuiroit & dont il seroit incapable sans une force, une agilité & une souplesse qui n'ont pu être développées que par des leçons sages, mesurées & dispensées savamment.

Ces différens genres de galop à quatre temps peuvent être réduits au nombre de deux, le second étant encore bien moins allongé que le premier, plus soutenu & plus harmonieux, s'il nous est permis de nous exprimer ainsi. Dans l'un & dans l'autre, à en juger par l'impression que les foulées font sur le sens de l'ouie, elles sont espacées également,

&

& ce ſens eſt encore affecté, ainſi que nous l'avons dit, de quatre battues très-ſonores, la poſée de la jambe gauche de devant & de la jambe droite de derriére n'étant & ne pouvant être ici ſimultanée comme au galop à trois temps, vu que la plus grande élévation de l'avant-main favoriſe la ſéparation de la chûte de ces jambes diagonales ; mais l'inſtant de l'élancement, c'eſt-à-dire, l'inſtant où la machine eſt totalement détachée du ſol eſt dans la premiére de ces actions entre la poſée des deux jambes de devant & la poſée de celles de derriére, tandis que dans la ſeconde elle ſe trouve entre la foulée des colonnes poſtérieures & celle du bipède antérieur. Du reſte il nous ſemble que les ſoutiens ſont aux appuis environ à peu de choſe près comme 3, plus l'intervalle ajouté ſont à 1. Cependant le derriére étant toujours plus bas, plus fléchi & moins élevé que le devant, il eſt néceſſaire que l'appui du bipède poſtérieur ſoit plus long que celui du bipède antérieur, car ce même derriére dont les colonnes poſtérieures ſont chargées ayant moins de chemin à parcourir de haut en bas, ces colonnes n'auroient jamais le temps de completter leur action en revenant à leur appui, ainſi, pour nous expliquer avec plus de préciſion, les ſoutiens du devant ſont à leur appui comme nous l'avons dit, & les ſoutiens des colonnes poſtérieures dont la diligence eſt extrême ſeront plus courts en raiſon des appuis à proportion du long intervalle de temps qu'elles ſeront à terre, cet intervalle ne pouvant être pris qu'aux dépens de la durée des ſoutiens, puiſque les quatre foulées ſont toujours eſpacées également.

Nous ajouterons que celui de ces galops qui différe de l'autre en ce que l'intervalle dans lequel la machine eſt entiérement en l'air ſe rencontre immédiatement après la foulée du bipède postérieur, est par cette raison plus véritablement comparable au saut. Imaginons en effet, d'une part, que les colonnes postérieures prenant ensemble & sans s'outrepasser, leur appui près de la ligne de direction du centre de gravité, l'animal use de toute sa force dans le moment de leur détente simultanée & percute continuellement avec cette même force en leur faisant parcourir un plus grand arc, à l'extrémité duquel elles seront dans une direction plus oblique. Figurons-nous, d'un autre côté, que les colonnes antérieures agissant aussi ensemble & ne soulevant que médiocrement l'avant-main prennent leur appui plus avant & parcourent aussi un arc plus considérable, il en résultera une action de la derniére célérité. Or dans cette action qui dérive uniquement de la succession de plusieurs sauts précipitamment répétés, & qui ne nous fait entendre que deux foulées, une seule partant de chaque bipède, il est certain que le moment où l'on apperçoit les quatre fers de l'animal suit toujours celui de la chûte subite des colonnes postérieures qui tombent aussitôt que les antérieures qui ont frappé le sol se relevent, & ce moment étant précisément le même au galop dont il s'agit, il s'ensuit que ce galop, quoique plus raccourci que les précédens, tient néanmoins plutôt qu'eux de ce mouvement prompt & violent par le moyen duquel les animaux sautent & s'élancent.

Examinons encore la nature dans ce qu'elle nous présente toujours de merveilleux eu égard à la progression des animaux. Nous devons envisager leur transport successif & local comme une action dépendante de leur volonté, mais les mouvemens alternatifs & continus des membres dans cette action n'en sont pas constamment un acte particulier,

Nous marchons nous-même ſans qu'une volonté réitérée & ſenſible détermine à chaque pas le cours des eſprits ; or ces mouvemens qui pour être opérés n'ont beſoin ni d'une volonté expreſſe, ni d'une attention réfléchie, ſont donc preſque toujours des mouvemens automatiques ou machinaux, tels que ceux auquels nous ſommes invités conſéquemment à de certaines perceptions. Le moyen le plus ſimple d'en ſolliciter ici l'exécution étoit de provoquer en quelque façon cette crainte naturelle dont eſt tout-à-coup & machinalement ſaiſi l'animal lorſqu'il chancelle ou qu'il eſt voiſin de ſa chûte ; mais ce ſentiment ou cette crainte n'auroit pu être provoquée dès qu'il auroit été affermi dans ſon mouvement progreſſif comme il l'eſt dans le repos ; de-là ſans doute l'obligation dans laquelle tout quadrupède cheminant franchement, ſe trouve de mouvoir alternativement deux jambes enſemble & de ne repoſer que ſur deux points & la néceſſité par conſéquent de cette ſuite répétée de poſitions toutes non ſtables par leſquelles il paſſe & entre leſquelles il flotte.

D'une part cette inſtabilité met la volonté à l'abri des fatigues d'une contention continuelle & qui ſeroit inévitable s'il ne lui ſuffiſoit pas de conſentir & ſi elle devoit ſans ceſſe ordonner ; de l'autre ſes dégrés ſont, pour ainſi dire, la meſure de la vîteſſe de l'animal. Qu'un cheval ſoit aſſujetti à une répétition d'efforts à l'effet de vaincre la réſiſtance que lui oppoſe le poids conſidérable qu'il tire ou qu'il porte, la force qu'il eſt contraint d'employer exigeant qu'il ſoit plus ferme & plus aſſuré ſur le ſol, il n'agira ſucceſſivement que d'une jambe ſeule, les trois autres étant à terre & ſa marche ſera toujours très-lente & très-tardive. Supprimons le fardeau & laiſſons-le cheminer librement, nous nous convaincrons que la célérité de sa progression augmente en raison de son instabilité. Son centre de gravité est-il renfermé dans la seule direction de deux points diagonalement opposés, de maniére que l'on n'entende que deux foulées au lieu de quatre, cette action sera celle du trot & elle est plus vîte que celle du pas? Priverons-nous absolument de tout appui les côtés de la masse, un bipède latéral étant en l'air, tandis que l'autre bipède sera chargé, l'animal sera porté à un mouvement encore plus prompt d'où dérivera l'amble? & s'il n'est enfin successivement étayé que sur un pied, pressé machinalement par l'évidence & la proximité du danger qu'il court, il ne cessera d'appeller ses membres au secours les uns des autres & de la rapidité avec laquelle ils se succéderont, naîtra l'action diligente du galop.

62. Maniére d'examiner dans l'action le cheval qu'on veut acheter.

Le trot en main est communément l'allure ou la premiére épreuve à laquelle on soumet un cheval après l'avoir examiné & en avoir considéré toutes les parties. Cette action ne peut être ici unie & soutenue telle qu'elle le seroit dans un cheval instruit, exercé & qui seroit sous l'homme; mais on exige qu'elle soit ferme & prompte, que le maniement des membres soit libre, sans cependant que l'action des épaules & des bras soit trop élevée, car toute séduisante qu'elle est, elle occasionne bientôt la ruine des jambes & des pieds; que l'animal montre de la légéreté, que le derriére chasse le devant avec franchise, que sa tête soit haute naturellement & sans le secours trompeur de la main du palfrenier qui le trotte & de la branche énormément longue du filet par le moyen de laquelle on releve attentivement & frauduleusement cette partie; que les reins soient droits, que les mouvemens de l'avant & de l'arriére-main ſoient uniformes; qu'il ne ſe berce point, c'eſt-à-dire, que la croupe ne balance pas alternativement à chaque temps, qu'il embraſſe proportionnément le terrein, qu'il trotte devant lui ſans forger, ſans s'entretailler, ſans s'attraper, ſans billarder ou ſans jetter ſes jambes antérieures en dehors; elles ne doivent pas en effet s'écarter de la ligne du corps; il faut au contraire que les jambes poſtérieures les dérobent à l'œil de l'acheteur placé directement derriére le cheval pour s'aſſurer de toutes ces différentes conditions & d'une multitude d'autres points relatifs à tout ce que nous avons obſervé juſqu'ici.

Néanmoins cette poſition à laquelle on ſe borne ordinairement n'eſt pas l'unique & n'eſt pas même celle d'où l'on peut parfaitement juger du véritable accord du mouvement des membres entr'eux. Il eſt eſſentiel de rechercher s'il y a égalité dans l'action de chaque jambe, or comment y parvenir ſi l'on ne ſe met à portée d'en ſaiſir les différences en voyant le cheval de profil? Dès-lors chaque membre agiſſant à découvert, il eſt facile d'en comparer l'élévation, la progreſſion & la vîteſſe. Ce n'eſt même que par cette voie qu'on peut appercevoir un défaut preſqu'imperceptible de juſteſſe qui naît aſſez ſouvent plutôt de la foibleſſe de l'un des membres que d'un mal réel & qui n'en eſt pas moins la cauſe d'une claudication légére qui échappe toujours, quand on ne conſidére l'animal que de face ainſi qu'il eſt d'uſage.

Les yeux ſeroient encore plus aiſément frappés de l'irrégularité ou de l'inégalité des mouvemens dans l'action du pas, puiſque ces mêmes mouvemens ſont moins rapides. Leve-t-il une jambe de devant? on verra clairement ſi cette action eſt faite avec hardieſſe & avec facilité, ſi le genou eſt ſuffiſamment plié, ſi cette même jambe parvient à une élévation convenable, ſi lorſqu'elle y eſt parvenue, elle s'y ſoutient un certain eſpace de temps, ſi dans ſa foulée ſon appui ſur le ſol eſt ferme, ſi l'action de chaque membre eſt en raiſon de celui qui lui correſpond, en un mot, l'animal étant répréhenſible dans quelques points de ſa marche, ſes défauts ſeroient bien plutôt apperçus. C'eſt auſſi cette allure qu'il faut principalement exiger d'abord d'un cheval que l'on fait monter devant ſoi. On ſe mettroit plus ſurement à l'abri de la fraude en le montant ſoi-même, puiſque le ſentiment ſeroit joint alors aux différentes remarques que l'on auroit pu faire, ſoit dans la ſtation, ſoit quand il a été trotté & conduit en main, ſoit quand il a été & qu'on l'a vu ſous l'homme. En pareil cas, jamais on ne doit débuter par des aides propres à l'animer & à le rechercher. On l'obſerve attentivement au moment du départ, on examine ſi le premier mouvement eſt opéré librement & de bonne volonté & ſans aucune action déſordonnée de la tête. On l'éloigne peu à peu du lieu où le marchand le met en montre; s'il témoigne de l'ardeur, on l'appaiſe; on ne lui demande rien, on ne le tient point; on le laiſſe marcher & cheminer quelque-temps à ſon gré, & l'on voit inſenſiblement enſuite en le renfermant & même en l'attaquant par dégrés s'il demeure placé, s'il aura de la franchiſe, de l'appui, s'il eſt libre à toutes mains, &c. &c. De telles épreuves ſont les ſeules au moyen deſquelles on peut porter un jugement d'autant plus certain de l'animal que tous ſes mouvemens ſont un indice non équivoque de ſa nature.

63. Indices de la nature de l'a- Les qualités que l'on doit rechercher en lui ſont la force, la légéreté, le courage & un tempérament qui n'ait rien de trop ardent ou de trop tardiſ

Si à ces qualités se joignent de justes proportions & l'exemption des vices principaux dont ses membres peuvent être atteints, il se trouvera dans toutes ses actions quelconques naturellement uni, la tête en sera ferme & assurée, le devant léger, les hanches affermies, les allures franches, sures, nullement pénibles & toujours accompagnées de tout ce qui constitue la grace; dans ses mouvemens hauts & relevés, on verra sans cesse la correspondance merveilleuse de ses parties entr'elles & avec le tout; ses sauts qui ne seront point désordonnés & qui ne tiendront en aucune maniére de ce que nous nommons *défenses*, seront constamment le produit de sa force & de sa gaieté, il les effectuera toujours en avant & librement. Livré à un homme de cheval, son obéissance sera prompte & entiére; & s'il paroît se refuser à ce qu'il lui demandera, ce ne sera qu'en voulant prévenir sa volonté & en se portant aux premiéres leçons qu'il en aura reçues. Il est certain aussi que des chevaux de ce caractére sont trés-aisément gâtés, sur-tout lorsqu'on emploie sur eux la violence & une force toujours inutile, ou lorsqu'on ne se conforme pas aux instans possibles à saisir & aux temps qu'il faut prendre pour les porter à telle ou telle action, ou enfin lorsque sans égard à leur union naturelle, & en tentant indiscrettement de les mettre au point où l'on imagine assez mal-à-propos qu'on les *asseoit*, non-seulement on fausse en eux l'équilibre résultant de la juste répartition de la masse sur les extrémités, mais on les force sur les jarrets, ce qui n'a lieu que trop fréquemment par l'ignorance profonde de ceux qui les estrapassent plutôt qu'ils ne les instruisent en les exerçant.

nimal d'après ses différentes actions.

Le cheval vigoureux, mais moins voisin de la perfection que celui-ci, s'annonce d'abord par sa construction; son action ensuite en décele le fond. Elle est exécutée avec une sorte d'ensemble, sans mollesse & avec une vivacité qui se soutient longtemps; elle est la même au moment où l'on commence & au moment où l'on finit de l'éprouver. Ses sauts qu'on peut regarder communément comme des *contretemps*, sont multipliés, redoublés & continués attendu la force de ses reins, cependant cette force fût-elle suivie de beaucoup de légéreté, si sa bouche étoit si foible qu'on ne pût en rencontrer l'appui, on se tromperoit très-fort en le destinant aux airs relevés, puisqu'il ne seroit pas possible, malgré sa vocation apparente, de le secourir des aides de la main quand l'action du devant seroit trop lente & trop basse, de le recevoir à la descente du saut, de lui assurer la tête & de maintenir, en un mot, l'égalité & la justesse de son manége.

La foiblesse est dénotée par diverses actions selon ses causes ou selon les parties en qui elle réside principalement. Lorsqu'elle tient en total à la constitution de la machine, tous les mouvemens quelconques de l'animal s'en ressentent; ils sont d'ailleurs bientôt épuisés & il s'avilit toujours davantage. Est-elle particuliére aux reins? sa tête ne sauroit demeurer constamment placée, il se bercera sans cesse en cheminant, le jeu des vertébres lombaires ne sera jamais en raison de ce qu'il devroit être pour accompagner & pour aider celui des extrémités postérieures; l'action de l'arrêt lui coûtera infiniment, il ne l'effectuera qu'en portant au vent & toujours plus sur le devant que sur le derriére dont il se traversera à l'effet de se délivrer & de se tirer d'un état pénible. Le reculer lui sera par conséquent encore bien plus fâcheux; il s'y refusera ou en tendant le nez, ou en battant à la main, ou en ſe jettant ſur les épaules, ou en ſe traverſant, & ſi l'on parvient à le gagner, ce ne ſera que pour un inſtant, encore les reins étant incapables de ſupporter ce qu'ils doivent ſoutenir du fardeau rejetté ſur les extrémités auxquelles ils répondent directement, tout le derriére s'abaiſſera-t-il de maniére que le cheval ſera pour ainſi dire accroupi. La débilité des jarrets & des autres parties de ces mêmes extrémités ſera ſuivie de ſemblables effets. De plus leur action ſera exécutée mollement, ſans ſoutien, & à chaque foulée qu'elles feront, elles tourneront de côté & d'autre & fléchiront en quelque ſorte ſous le poids. Si enfin ce défaut eſt indiqué dans les colonnes antérieures par trop de fineſſe ou par les autres ſignes différens qui peuvent le faire préſumer, il ne le ſera pas moins par la contrainte ſenſible dans le mouvement de chaque jambe qui ſera d'autant moins élevé qu'elles ſeront ſucceſſivement appellées au ſecours l'une de l'autre pour le prompt ſoulagement de celle qui ſe trouvera chargée de la maſſe. L'animal ſera donc diſpoſé & ſujet à buter, & ſi la foibleſſe eſt manifeſte ſur-tout dans les épaules & dans les bras, il parera ſur la main principalement à la fin d'une courſe ou d'une allure précipitée : la facilité, la beauté & la juſteſſe de l'arrêt dépendant non-ſeulement des reins & des parties poſtérieures qui chaſſent toujours la machine, mais des forces combinées du devant qui la reçoit & qui dans ce moment en doit néceſſairement ramener l'action.

La légéreté dépend de la conformation & de la juſteſſe des proportions des membres, auſſi accompagne-t-elle très-ſouvent la force. On la reconnoît à l'agilité naturelle qui ſe montre dans toutes les actions de l'animal ; ſoit en effet qu'il chemine au pas, ou qu'il trotte, ou qu'il galope, tous les mouvemens en sont faciles & prompts & les foulées si prestes qu'à peine diroit-on que ses pieds atteignent le sol. Dans les temps de ses sauts la masse est toujours portée à un dégré d'élévation considérable, sa chûte semble ne pas faire la moindre impression sur le terrein, & l'on peut observer que les défenses de ces sortes de chevaux ont lieu constamment plutôt par la levée du devant que par celle du derriére.

Le cheval pesant est pour l'ordinaire chargé de tête, de col & d'épaules; ses pieds ont un volume excessif; plusieurs sont bas du devant ou longs de corps & par conséquent foibles de reins; d'autres les ont durs & peu flexibles; il en est encore qui provenant de pére & mére mal assortis tiennent le devant de l'un & le derriére de l'autre, & sont tellement décousus que ces deux parties semblent disjointes en eux. Quoi qu'il en soit, leurs mouvemens sont directement opposés à ceux qui caractérisent le cheval léger. L'action de leurs membres est toujours lourde & tardive; ils ne sont capables d'aucune des allures qui exigent de la célérité; ils ébranlent, pour ainsi dire, par leur poids le sol sur lequel ils heurtent & retombent, & l'impossibilité dans laquelle ils sont d'en détacher la masse dont ils le surchargent, fait qu'ils ne le quittent jamais entiérement, & que bien loin d'effectuer de vrais sauts dans leurs contretemps ou dans leurs défenses, ils se voient forcés à prendre leur devant pour appui, tandis que d'une autre part ils emploient leur derriére à des ruades gauchement & maladroitement fournies.

Le courage n'est autre chose dans l'animal qu'une volonté constante d'exécuter & d'obéir; la disposition à la soumission & la franchise en sont donc les premiers témoignages. L'œil des chevaux doués de cette qualité l'annonce aussi. Leur détermination est toujours en avant, ils ne se refusent point à l'étendue, à l'allongement & à l'élévation possibles à leurs membres, leur action n'est jamais limitée & elle est constamment exécutée avec toute la force & tout le nerf qui leur ont été départis.

L'éloignement de la sujettion & de la contrainte ne naît pas toujours d'un mauvais fond. Une timidité naturelle qu'il seroit dangereux de confondre avec ce qu'on doit réellement appeller mauvaise volonté, y a souvent beaucoup de part, ainsi que le défaut de raisonnement dans des hommes qui ayant demandé indiscrettement à l'animal ce qu'il ne peut ni ne sait, sont parvenus à le rebuter, à le révolter & à en pervertir le caractére. Il est aisé de se persuader que la timidité doit s'évanouir à mesure que la modération & la douceur capteront la confiance, & que l'animal trop craintif acquerra insensiblement l'habitude des actions & des objets. Il est certain aussi que celui qui ne sait pas doit être instruit par des personnes qui sachent elles-mêmes se faire entendre de lui, & à l'égard du cheval dont l'obstination a son principe dans une véritable impuissance occasionnée par la mauvaise conformation de quelques-unes de ses parties ou par des vices dans la construction totale, il s'agit de rechercher les effets des unes ou des autres de ces imperfections relativement à telle ou telle action, pour n'exiger ensuite que celles qui n'ont pour lui rien d'impossible. Le vrai défaut de courage ou la mauvaise volonté réelle réside donc dans l'intérieur de l'animal & se montre au-dehors par tous les signes qui annoncent la malignité, la poltronnerie, l'ardeur superflue, &c. &c. L'œil couvert en est un indice, mais la preuve la moins sufpecte eſt celle d'une opiniâtreté conſtante à ſe retenir & à borner ſes mouvemens ſous lui quelqu'effort que l'on puiſſe faire pour le ſolliciter à un développement par le moyen duquel il embraſſeroit franchement le terrein. Ses défenſes qui ne ſont que trop fréquentes & dont il prévient toujours par le déplacement de ſa tête & le plus ſouvent par le mouvement de l'une de ſes oreilles en avant & de l'autre en arriére varient à l'infini. S'il eſt léger & que la bouche en ſoit délicate, elles conſiſteront dans des *pointes* très-dangereuſes, puiſque plus ou moins droit ſur ſes pieds de derriére il ſera aux riſques de ſe renverſer ſur l'homme, ſur-tout dans le cas où il manqueroit de force dans les reins & où ſon ardeur & ſa vivacité le porteroient à s'élever ſubitement & avec violence trop en arriére. Si à ſa légéreté ſe joint la force, lorſqu'il ſentira que ſes *pointes* ne ſont que de vains efforts contre le cavalier, il ſe livrera à des ſauts déſordonnés ſoit en avant, ſoit en arriére, ſoit en ſe traverſant, ſoit en tournant, &c. Si ces défenſes ſont encore inutiles, il cherchera à gagner la main en portant au vent, & il fuira en ſe dérobant à tous les mouvemens de cette partie. S'il eſt foible, il ſe plantera à la même place, il fuira la volte, il pliera le col & la lenteur ainſi que la molleſſe de ſes contretemps décéleront ſa débilité. S'il eſt péſant, il ruera ſans quitter le ſol du devant, il péſera ſans ceſſe ſur la main, il y tirera pour peu qu'il ait d'impatience & il la gagnera le plus fréquemment en s'encapuchonnant ; enfin ſi après s'être obſtiné dans une ſeule & même place & quand il éprouve le plus léger châtiment, il ſe jette à terre, on doit le regarder comme un animal des plus vils, &c. &c. &c.

Le mouvement d'un cheval de bon tempérament eſt prompt, celui d'un cheval ardent toujours preſſé, celui d'un cheval pareſſeux conſtamment tardif. Les allures du premier ne ſont jamais qu'au dégré de célérité auquel on veut les porter, celles du ſecond dont la vivacité eſt exceſſive ne peuvent être que très-difficilement tempérées, ſurtout quand il eſt mû par quelques objets, & ſon ardeur lui eſt auſſi nuiſible qu'elle eſt fatiguante pour l'homme ; celles enfin du troiſiéme ſont retenues, en ce que chaque action de ſes membres eſt languiſſante ; il demande à être ſans ceſſe ſollicité & pouſſé ; il ne répond à ces ſollicitations & aux différentes aides auxquelles on a recours que pour un inſtant, car il en revient bientôt à tout ce qui caractériſe en lui la pareſſe, & inſenſiblement accoutumé à ces mêmes aides répétées, il s'endurcit tellement que ſon inſenſibilité prive le cavalier de toutes reſſources.

Le mêlange de toutes ces qualités bonnes & mauvaiſes combinées encore avec tous les vices différens qui peuvent exiſter dans chaque cheval nous offriroit ici une matiére bien plus ample & qui exigeroit de nous pluſieurs volumes ; mais en nous bornant aux ſimples indications, nous ouvrons les portes aux idées des Elèves ; nous leur préſentons des moyens d'approfondir, de s'inſtruire eux-mêmes & de ſentir un jour que des lumiéres acquiſes par ſes méditations & par ſes propres recherches éclairent mille fois plus que toutes celles que l'on tient d'autrui & auxquelles on participe ſimplement.

64. L'uſage auquel on deſtine un cheval doit encore en déterminer & en fixer le choix. Choix des chevaux d'après l'uſage auquel on les deſtine.

Il eſt des chevaux fins, il eſt des chevaux communs. Cette diſtinction a lieu ſoit qu'il s'agiſſe de chevaux de monture, ſoit qu'il s'agiſſe de chevaux deſtinés à tirer.

Le cheval fin, parmi les premiers, eſt proprement un cheval de légére taille, tel qu'il doit être choiſi dans le nombre des différens chevaux réſultans du mêlange de diverſes races, lorſqu'on ſe propoſe de s'en ſervir pour le manége, ou en qualité de cheval de maître en voyage, à la guerre, à la chaſſe, &c. &c.

On demande que le cheval de manége ait de la beauté & de la grace, qu'il ſoit nerveux, léger, vif & brillant, que les mouvemens en ſoient lians & trides, que la bouche en ſoit belle & ſur-tout qne les reins & les jarrets en ſoient bons, &c. &c.

Dans le cheval de voyage on exige une taille raiſonnable, un âge fait tel que celui de ſix ou ſept années, des jambes ſures, des pieds parfaitement conformés, un ongle ſolide, une grande légéreté de bouche, beaucoup d'allure, une action ſouple & douce, de la tranquillité, de la franchiſe, & l'on doit rejetter avec ſoin celui qui ſeroit ardent, pareſſeux & délicat en ce qui concerne la nourriture.

Le choix du cheval de guerre n'a que trop ſouvent coûté la vie à celui qui l'a fait ou pour qui il a été fait imprudemment & ſans lumiéres. La taille des chevaux conſacrés à cet uſage ne doit être ni trop élevée, ni trop petite; il eſt rare de trouver de l'agilité & de la légéreté dans une grande machine, & d'une autre part, outre le déſavantage qu'il y a de combattre ſur un petit cheval, il eſt conſtant qu'il ne réſiſtera jamais à la fatigue comme un cheval d'une certaine hauteur. Le poil en doit être obſcur principalement s'il eſt deſtiné à monter un officier de marque. Il faut qu'il ſoit bien proportionné, bien traverſé, beau du devant, bien ouvert & non chargé d'épaules, puiſqu'alors il ſeroit péſant, pareſſeux & lent dans ſes actions. La tête

& l'encolure en doivent être bien conformées, la bouche belle & l'appui à pleine main afin qu'il obéisse assez promptement, sans cependant être effarouché de quelques mouvemens irréguliers de cette partie qui ne seroient pas extraordinaires, même de la part d'un homme de cheval dans le moment du combat. La jambe en sera bonne, les pieds excellens & & non dérobés, car un semblable défaut seroit une raison d'exclusion. Il sera uni, il aura de la souplesse, de la sensibilité, de l'adresse & du courage & une liberté entiére à toutes mains, soit au pas, soit au trot, soit au galop, actions qu'il doit exécuter avec facilité & promptitude. Il sera docile aussi au partir de la main & susceptible d'un retour facile à un galop écouté ainsi qu'au trot & au pas; il connoîtra les jambes, il fuira librement les talons, & lorsqu'il sera arrêté, il ne témoignera aucune inquiétude & sera comme immobile à la même place; il importe encore qu'il ne redoute aucun des objets qui peuvent frapper son ouie ou sa vue, qu'il ne craigne ni le feu ni l'eau, qu'il ne soit point vicieux envers les autres chevaux, qu'il n'ait point d'ardeur, qu'il soit d'un bon & facile entretien, &c. &c.

Quant au cheval de chasse on désire qu'il ait du fond & de l'haleine, que les épaules en soient plattes & très-libres, qu'il ne soit point trop raccourci de corps, que la bouche en soit bonne, qu'elle ne soit point trop sensible, qu'il soit plutôt froid qu'ardent à s'animer, qu'il soit doué de légéreté & de vîtesse, &c. &c.

La tranquillité, la docilité, l'exacte obéissance, la bonté de la bouche, des allures sures & douces, une taille médiocre, une franchise à l'épreuve de tous les objets capables d'effrayer & d'émouvoir sont les qualités que l'on doit rechercher dans les chevaux d'arquebuse, dans les chevaux de promenade & dans les chevaux de femme.

Le cheval de domestique ou de suite, le cheval de cavalier & de dragon, le cheval de piqueur sont dans le genre des chevaux de selle que nous envisageons comme des chevaux communs & qui peuvent être mis en opposition avec ceux dans lesquels nous trouvons de la finesse. Le premier doit être bien traversé, bien membré, bien gigoté. La bouche en sera bonne sans être absolument belle & l'on ne doit pas trop s'attacher au liant ou à la dureté de ses allures.

Il est essentiel que le second, c'est-à-dire, le cheval de troupe, soit plus susceptible d'obéissance, de souplesse & de légéreté relativement aux manœuvres qu'il doit exécuter & auxquelles il n'est que trop prouvé qu'il ne peut suffire dans un âge tendre. Les secours de l'art absolument limités aux mouvemens dont il est tenu & bornés d'une autre part à ce que le cavalier & le dragon doivent savoir eux-mêmes, seront toujours utiles au bien du service, sur-tout lorsque les principes donnés seront étroitement renfermés dans le cercle des actions dont ces différens corps doivent être chargés.

Le cheval de piqueur doit être étoffé, vigoureux, doué d'une grande haleine, & propre à résister au travail pénible auquel il est assujetti.

Quant aux bidets de poste, on doit plutôt considérer la bonté de leurs jambes & de leurs pieds que leur figure &.que les qualités de leur bouche.

Il faut nécessairement qu'ils galopent avec aisance & de maniére que la dureté ou la force de leurs reins n'incommode point le cavalier. Trop de sensibilité seroit au surplus en eux un défaut d'autant plus considérable, que l'inquiétude qui résulteroit

résulteroit des mouvemens désordonnés des jambes des différens courriers qui les montent & de l'approche indiscrette & continuelle des éperons, les rendroit bientôt rétifs ou ramingues.

Dans le genre des chevaux qui tirent & qui portent des fardeaux, il en est de plus ou moins fins & de plus ou moins grossiers.

Des chevaux bien tournés & bien proportionnés, d'une taille de quatre pieds onze pouces jusqu'à cinq pieds trois ou quatre, qui seront parfaitement relevés du devant, bien traversés, dont les épaules ne seront pas trop chargées, dont le poitrail ne péchera pas par un excès de largeur, dont les jambes plattes & larges ne seront pas garnies d'une infinité de poils, dont les jarrets seront nets, amples, bien évidés, bien conformés, dont les pieds seront bons, qui auront de la grace & beaucoup de liberté dans leurs mouvemens, qui seront justement appareillés de poil, de taille, de marque, de figure, d'inclination, d'allure & de vigueur, formeront des chevaux de carosse qui auront de la finesse & qui seront préférables à tous ceux sur lesquels on pourroit jetter les yeux, lorsqu'on souhaitera des chevaux beaux, brillans & d'un très-bon service.

Certains chevaux de chaise comparés aux chevaux peu déliés que l'on emploie communément à tirer cette sorte de voiture seront dans leur espèce envisagés comme des chevaux fins. Le cheval de brancard sera bien étoffé, d'une taille raisonnable & non trop élevée. Il trottera librement & diligemment, tandis que le bricolier qui sera bien traversé, mais qui aura moins de dessous que lui & qui sera aussi moins éloigné du genre des chevaux de selle sera capable de fournir avec facilité à un galop raccourci.

Les autres chevaux de tirage seront plus ou moins communs selon leur structure, leur épaisseur, la largeur de leur poitrail, la grosseur de leurs épaules plus ou moins charnues, leur pesanteur, l'abondance & la longueur des poils de leurs jambes &c. Il en sera ainsi des différens chevaux de bats & de somme qui doivent avoir beaucoup de reins, & ce n'est véritablement qu'au moyen d'une attention scrupuleuse à toutes ces distinctions qu'on peut approprier le choix de l'animal à l'emploi qu'on en veut faire.

65. Action en garantie & cas redhibitoires.

Nous ne nous dispenserons pas de placer un mot ici sur l'obligation du vendeur envers l'acheteur.

Cette obligation consiste dans une garantie qui est ou une suite naturelle de la vente, ou une condition faite & arrêtée entre les parties, ou une regle particuliére & en vigueur dans certains lieux.

Dans le premier cas la garantie est de droit, dans le second elle est conventionnelle, dans le troisiéme elle est d'usage.

La garantie de droit ne s'exprime point, elle a lieu constamment & quelles que puissent être les circonstances de la vente. Tout homme qui vend un cheval est nécessairement astreint à répondre que l'animal lui appartient. C'est une loi immuable & de rigueur à laquelle il ne sauroit se soustraire, parceque qu'on ne peut sans aucun prétexte & sans blesser les bonnes mœurs, transmettre une propriété que l'on n'a pas.

La garantie conventionnelle s'étend à tous les engagemens pris par le vendeur, il en est indispensablement tenu.

Enfin la garantie d'usage est relative aux vices déclarés par les maximes usitées & reçues, être de nature à annuller la vente.

Ces vices ont été restreints parmi nous à la pousse, à la morve & à la courbature. Dès que le cheval est atteint de l'une de ces maladies, l'acheteur est en droit de contraindre le vendeur à reprendre l'animal & à lui restituer le prix donné.

On ne doit point être étonné que la facilité de dérober & de pallier, pour quelque temps & au moyen de certains médicamens, les signes caractéristiques de l'espèce de courbature qu'un flux considérable d'humeurs par les naseaux décèle, ainsi que les symptômes évidens de la pousse & de la morve qui d'ailleurs ont été regardés comme des maux incurables, ait suggéré une disposition qui obvie aux fraudes que cette même facilité peut occasionner, mais il est surprenant que la jurisprudence diffère & varie sur la durée de l'action redhibitoire admissible dans ces trois cas. Il est des pays où l'acheteur doit se pourvoir dans les huit jours à compter de celui de la délivrance du cheval ; il en est d'autres où l'usage est d'en accorder quarante, après lesquels le vendeur est à couvert de toutes recherches.

Quoique la fixation du plus court de ces délais soit autorisée sur le risque des événemens qui peuvent arriver dans l'espace & dans la circonstance d'un terme plus long, il est certain qu'elle n'en est ni plus juste, ni moins illusoire. En premier lieu, la condition de l'acheteur est assez défavorable pour qu'on ne doive pas craindre de prendre toutes les voies capables de réprimer dans le vendeur des infidélités qu'il commet encore avec plus de hardiesse, lorsque la loi même qui les condamne ne lui interdit pas toutes les exceptions captieuses qu'il peut employer pour en abuser.

S'il est vrai, en second lieu, qu'il soit possible de faire disparoître au-delà des huit jours prescrits

& pendant le cours d'un mois entier les symptômes principaux & univoques des maladies dont il s'agit par le secours de quelques médicamens, il faut nécessairement convenir que les coutumes & les ordonnances qui proscrivent l'action en redhibition quand elle n'est pas intentée dans la huitaine, non-seulement ne remplissent pas l'objet qu'elles semblent & qu'elles doivent s'être d'abord proposé, mais favorisent en quelque maniére la mauvaise foi du vendeur. Il seroit donc à désirer que tous les tribunaux auxquels de semblables contestations sont déférées prononçassent uniformément & d'après un principe généralement établi pour l'entière sureté des acheteurs, tel que celui qui est suivi rigoureusement dans de certains parlemens, comme, par exemple, dans le parlement de Rouen.

Persuadé au surplus de l'inutilité de nos réflexions sur les ruses pratiquées par la plus grande partie des marchands de chevaux, nous ne nous y livrerons point. Comment d'ailleurs rougiroient-ils de leurs artifices, dès que des personnes de tous les états, par une sorte d'exception aux régles de la probité & de l'honneur, disputent publiquement & sans remords à des ames viles & mercénaires la gloire ou la honte d'avoir porté aussi loin qu'elles l'art humiliant de la fraude & du mensonge? A l'aspect de tous les détours odieux qu'il nous seroit aisé de dévoiler & qui seroient peut-être moins communs, si, conformément à la police observée par les Romains & à l'édit fameux des Ediles, tout vendeur étoit obligé de déclarer les défauts de l'animal qu'il vend & n'avoit pas même la faculté de s'excuser sur son ignorance, nous nous contenterons de nous écrier avec Montagne : *La vertu assignée aux affaires de ce monde est une vertu à plusieurs plis, encoignures & coudes, pour s'accommoder à l'humaine foiblesse.*

Des soins qu'exigent les Chevaux.

66. Le mépris du régime, l'oubli de ses loix, voilà la source d'une infinité de maladies.

La même suite de mouvemens qui constitue la vie de l'animal en opére insensiblement la destruction, &, d'une autre part, tout ce qui dans les corps qui l'environnent doit influer sur lui tend à retarder ou à accélérer sa ruine. Le principe de son anéantissement réside donc au-dedans de lui-même, puisque l'action de ses propres ressorts n'a qu'un terme plus ou moins limité & que ses humeurs se pervertiroient & seroient bientôt épuisées sans de nouveaux rafraîchissemens & de nouveaux sucs; le plus souvent aussi la cause en est au-dehors, puisque les différentes qualités des êtres physiques extérieurs dont il est nécessité de participer peuvent décider de la durée de son existence & du moment de sa perte.

Rien ne peut affranchir de la mort, l'arrêt en est irrévocable; mais il est des moyens de ne pas en hâter le coup, & ces moyens consistent dans un usage constant & proportionné des choses propres à maintenir l'intégrité des corps & dans une attention exacte à rejetter toutes celles qui, préparant toujours & produisant plutôt ou plutard des dérangemens & des maux plus ou moins graves, doivent être regardées ici comme ennemies de la nature. Il est vrai que la distinction de ces choses ne peut être certaine, parce qu'elles ne sauroient être nuisibles ou salutaires absolument & en elles-mêmes; or ces deux qualités étant relatives & dépendant réellement de la disposition particuliére des sujets, leur évidence exigeroit non-seulement la connoissance singuliére de la nature de chaque individu, mais encore celle des rapports & des agens qui dans ces mêmes individus sont capables d'opérer une infinité de changemens dont elles peuvent être susceptibles.

Cependant il est des effets généraux qu'il n'est pas permis d'ignorer, car la science de ces effets nous fraye les routes qui conduisent à la conservation de l'animal & peut même nous éclairer sur des exceptions & sur des dérogations qui nous échapperoient infailliblement sans elle.

On doit savoir qu'un air humide ramollit, relâche, affoiblit les fibres motrices & s'oppose dès-lors aux excrétions : qu'un air trop chaud raréfie les liqueurs, ouvre les pores avec excès, & augmente par conséquent la transpiration au point de solliciter la dissipation des particules les plus mobiles & les plus tenues des humeurs, & c'est ainsi qu'il donne lieu à l'imméabilité de celles qui restent, à l'allongement & à l'affoiblissement des solides, à des obstructions, à des desséchemens, à des inflammations, &c. Il n'est pas moins certain qu'un air trop froid rapproche les particules des fluides, les condense & les épaissit, resserre les pores & les extrémités des vaisseaux secrétoires, chasse & détermine les liqueurs de la circonférence au centre, ce qui ne peut arriver sans qu'il en résulte des suites plus ou moins funestes ; il est incontestable aussi qu'un air tempéré donne aux fibres la force & la tension nécessaires à la liberté, à l'égalité de leur action & au maintien du juste équilibre qui doit régner entr'elles & les fluides qu'il n'épaissit, ni ne dissout, ni n'atténue, ni ne subtilise point trop, de maniére à troubler les secrétions, les excrétions & toutes les fonctions, en un mot, dans lesquelles consistent la vigueur & l'état sain de la machine.

Ces vérités doivent être sans cesse présentes à l'esprit non-seulement de ceux qui s'occupent du traitement des maladies des animaux, mais de ceux à qui la conduite en est confiée. Elles prouvent aussi combien il seroit important d'apporter plus d'attention dans le choix du lieu que l'on destine à leur habitation & dans la construction des bâtimens élevés ou réservés à cet effet ; rien n'est sans doute plus singulier que de voir dans la plus grande partie des maisons de la capitale des écuries, pour ainsi dire, enterrées, mal exposées, mal aërées, mal éclairées & qui forment autant de réduits où les chevaux contractent nécessairement une infinité de maux.

67. Les écuries qui sont dans une exposition véritablement favorable sont celles qui sont orientées à l'est ; elles sont moins en butte aux vents de sud & de nord, & l'air y est toujours beaucoup plus tempéré. Construction des Ecuries.

Le sol sur lequel elles sont bâties doit être sec & élevé ; un terrein bas & humide les rend malsaines & les chevaux y sont en proie à des fluxions, à des refroidissemens d'épaules, &c. &c.

Elles doivent avoir plus ou moins de longueur selon le nombre des chevaux que l'on se propose d'y retirer & selon la maniére dont on a dessein de les séparer les uns des autres. Leur largeur, soit qu'on les ait destinées à en contenir un ou deux rangs, doit être telle qu'il y ait toujours un espace d'environ douze pieds pour la place de l'auge, du ratelier & de chaque cheval dans sa longueur, & il est nécessaire de ménager encore un intervalle de huit pieds au moins, pour laisser un libre passage derriére ces rangs à ceux que la curiosité conduit, ou qui sont préposés au service de ces animaux. Quant à la hauteur du vaisseau, elle doit être proportionnée à sa grandeur, & d'ailleurs un architecte habile & éclairé doit constamment s'attacher à ne rien faire perdre à l'œil du volume, de la masse & de la taille de chaque animal, taille qui, quelque colossale qu'elle soit & qu'elle puisse être, paroît réduite à celle d'un bidet dans de vastes édifices que l'on n'admire vraisemblablement que parce que leur étendue en impose.

Les voûtes sont préférables aux planchers, aux plafonds même. Elles maintiennent l'écurie plus chaude en hiver, plus fraîche en été, & d'ailleurs dans les cas d'incendie elles s'opposent aux progrès funestes du feu.

Ces sortes de lieux sont communément pavés. Quelquefois on substitue aux pavés des madriers de chêne posés transversalement, intimement unis & semés de hachures pratiquées à l'effet d'éviter que les chevaux ne glissent, ce qui seroit infiniment dangereux & très-aisé, sur-tout lorsqu'ils se campent pour uriner.

Ces madriers, ou le pavé en cet endroit doivent toujours présenter depuis le devant de l'auge une légére pente qui se termine à la croupe des chevaux, ou plutôt au commencement du chemin tracé derriére eux. Elle doit aboutir à une sorte de ruisseau qui reçoit l'urine & les eaux quelconques dont elle facilite l'écoulement. Elle releve encore le devant du cheval & le met dans une situation qui soulage très souvent ce même devant & qui rend l'animal beaucoup plus agréable aux yeux du spectateur. Ce ruisseau doit être conduit hors de l'écurie.

Outre la propreté qui résulte des plates-formes, on n'a point à redouter que les chevaux deviennent rampins, ce dont on ne doit pas se flatter lorsqu'ils sont sédentaires sur un terrein pavé, car dès qu'ils en rencontrent les joints, ils y implantent la pince des pieds de derriére & s'accoutument à ne se reposer que sur cette partie, de maniére que la rétraction des tendons de leurs jambes postérieures est inévitable.

Cependant les madriers entraînent dans une dépense considérable, mais il est un moyen moins coûteux : il consiste à bien salpêtrer le terrein & à le bien battre. On entretient à peu de frais un sol ainsi préparé ; il maintient les chevaux à leur aise, il n'en fatigue ni les pieds ni les jambes & il les sauve de toute humidité ainsi que des douleurs & des incommodités qu'ils éprouveroient s'ils reposoient sur de la terre.

Plusieurs personnes ont pensé que des chevaux résidant continuellement sur des planches souffrent ensuite dans leur marche & redoutent les terreins durs & pierreux. Nous ne croyons pas que l'expérience puisse confirmer cette idée. L'ongle du cheval en effet ne peut jamais que se ressentir du fer dont son contour est inférieurement garni, sur lequel la masse repose & qui garantit le pied de l'impression & du heurt direct de tous les corps quelconques qu'il atteint. La seule partie de ce même ongle qu'il ne défend point & qui n'est autre chose que la sole & la fourchette n'est point exposée au contact du pavé, car il en arriveroit des contusions, telles que celles qui ont lieu lorsque le cheval a cheminé sans fer, ainsi l'avantage des madriers ne peut être détruit & balancé que par la cherté dont ils peuvent être, ils garantissent bien mieux que le pavé l'animal de l'humidité du terrein, humidité qui perce toujours, quelle que soit la litiére qu'on puisse faire.

Les murs vis-à-vis desquels sont tournés les têtes des chevaux sont meublés d'une auge & d'un ratelier qui regnent dans toute la longueur de l'écurie.

L'auge ou la mangeoire est une espéce de canal d'environ quinze pouces de profondeur sur un pied de largeur, clos & fermé par ses deux bouts. Le bord supérieur de sa paroi antérieure est élevé au-dessus du sol d'environ trois pieds trois ou quatre pouces. On construit ce canal le plus ordinairement en bois; mais les planches qui le forment doivent être tellement jointes & assemblées, qu'il n'y ait pas entr'elles le moindre intervalle par où l'avoine ou le son que l'on distribue au cheval puisse s'échapper & tomber. Ce même bord de la paroi antérieure sera armé de feuilles de tôle ou de quelqu'autre métal, vis-à-vis les chevaux qui rongent, qui mordent le bois & qui contractent la mauvaise habitude de tiquer.

Les auges de pierre n'exigent pas toutes ces précautions. Il faut que les carnes en soient exactement abattues & arrondies. Quelques-uns leurs donnent la préférence sur les premiéres. Ils décident d'abord ainsi eu égard à leur solidité; 2°. eu égard à l'aisance avec laquelle elles peuvent être lavées & nétoyées; 3°. vu la commodité de pouvoir s'en servir pour abreuver un rang entier de chevaux en même-temps, lorsqu'on est à portée d'y conduire de l'eau & de les en remplir, ce qui suppose d'une part une légére pente de chaque côté & à une de leurs extrémités un réservoir qui peut s'y dégorger, dès qu'on ouvre un robinet qui y est placé à cet effet, & à l'autre bout un second robinet pour l'écoulement du fluide quand les chevaux ont bû. Au moyen de cette irrigation une auge de cette matiére est toujours très-propre &

très-nette. D'ailleurs les auges de bois contractent toujours de l'odeur, & non les auges dont il s'agit lorsque la pierre est dure & compacte.

Les consoles ou les pieds-droits qui servent d'appui & de soutien aux unes & aux autres de ces auges ; sont espacés de maniére qu'ils ne se rencontrent point dans le milieu des places qu'occupent les chevaux ; non-seulement ils priveroient alors les palfreniers de la facilité de relever la litiére & de la ranger sous l'auge, mais l'animal pourroit se heurter le genou contre ces mêmes piliers & se couronner. Enfin à environ trois ou quatre pouces au-dessous du bord de la paroi antérieure dont j'ai parlé, on attache dans les auges de bois & on scelle dans les auges de pierre trois anneaux à distances égales. Celui qui est dans le milieu sert à porter & à suspendre la barre de séparation des chevaux, les deux autres à attacher, ou à passer les longes du licol, l'une d'un côté, la seconde de l'autre, & l'on comprend que l'anneau du milieu devient inutile, si l'on sépare les chevaux par des cloisons. Il en est qui au lieu d'anneaux pratiquent trois trous, cette méthode ne tend qu'à affoiblir le bois ou qu'à endommager la pierre, & au surplus si les longes ne sont arrêtées que par des boules de bois posées à leur extrémité, elles coulent & glissent bien moins aisément dans les trous percés que dans les anneaux.

Les rateliers ou les espéces de grilles que nous nommons ainsi ont communément deux pieds & demi de hauteur, & sont placés de façon qu'ils sont ou droits ou inclinés. Dans le premier cas, leur saillie en dedans de l'écurie est d'environ dix-huit pouces. Ils reposent par leur extrémité inférieure contre la paroi postérieure de l'auge, & leur distance du mur est remplie par un autre grillage plus ſerré, appuyé & arrêté d'une part contre cette même extrémité, & de l'autre accoté & fixé à la muraille. Ce grillage livre un paſſage à la pouſſiére du foin qui tombe alors en arriére même de l'auge.

Les autres rateliers ſont inclinés par leur extrémité ſupérieure en avant. Cette même extrémité eſt ſoutenue par des tirans de fer qui partent horiſontalement du mur & qui l'en maintiennent éloignée d'environ quinze pouces, tandis que l'autre en eſt ſi rapprochée qu'elle y eſt ſcellée très-ſolidement. La mangeoire dès-lors n'en eſt pas ſéparée. Ceux-ci qu'on ne doit élever & mettre en uſage qu'autant que l'on eſt gêné par le défaut de terrein, n'offrant aucune iſſue à la pouſſiére & aux autres ordures qui ne ſe rencontrent que trop ſouvent dans le fourrage, s'en déchargent ſur la tête, ſur le col, ou ſur la criniére de l'animal.

On pourroit encore placer des rateliers ſans qu'ils fiſſent ſaillie dans les écuries. On pratiqueroit vis-à-vis de chaque cheval dans l'épaiſſeur du mur un renfoncement en niche qui ſeroit plus haut que le ratelier & qui deſcendroit derriére l'auge juſques ſut le ſol. Ce renfoncement ſeroit fermé par le ratelier qu'on appliqueroit contre ſes montans & ſupérieurement ouvert pour laiſſer paſſer le fourrage que l'on diſtribueroit & qui ſeroit comme dans les rateliers droits ſoutenu par un grillage placé au niveau de la partie la plus élevée de la paroi poſtérieure de la mangeoire. Ce grillage laiſſeroit échapper les ordures & la pouſſiere qui dès-lors tomberoient ſur le terrein en arriére du ratelier même.

Les fuſeaux des uns & des autres de ces rateliers doivent être diſtans ſeulement de trois ou quatre pouces. Si l'eſpace eſt plus grand, le cheval tire & perd trop de foin ; s'il eſt moindre, il n'en tire pas aſſez ou n'en tire que difficilement. Du reste, il est bon que ces fuseaux arrondis tournent & roulent dans les cavités qui les contiennent pour qu'ils n'opposent point trop de résistance à la sortie du fourrage.

Il est des écuries sans rateliers, d'autres qui ont des rateliers sans auges. Celles-ci sont d'usage dans quelques haras; on y retire les élèves pendant la nuit & à leur retour des pâturages sans les y attacher. Les autres qui sont destituées de rateliers demandent une attention, une assiduité de la part des palfreniers, sur lesquels il est rare de pouvoir compter. Ils ne sauroient en effet étendre dans l'auge une assez grande quantité de fourrages à la fois, & il est absolument nécessaire de le renouveller souvent, sans parler de l'inconvénient de la perte qui s'en fait, soit à raison du dégoût dont sont saisis nombre de chevaux pour peu que leur souffle ait échauffé leur nourriture, soit attendu l'impossibilité de le maintenir dès qu'on est privé du secours qu'offrent les rateliers & qu'on l'abandonne totalement à la discrétion de l'animal qui s'en remplit la bouche & qui en laisse tomber une grande partie. Cette construction ne peut donc convenir que dans les écuries de ceux qui alimenteroient leurs chevaux de fourrages hachés, seuls, ou mêlés avec le grain, ainsi qu'on le pratique dans quelques pays.

Chaque place doit être séparée ou par des barres, ou par des cloisons.

Les barres doivent êtres unies, arrondies & percées par les deux bouts. On les suspend à l'anneau du milieu scellé ou fixé dans l'auge, par une de leurs extrémités au moyen d'une corde passée dans un des trous, & au moyen d'une autre corde au pilier placé en arriére vis-à-vis cet anneau & qu'on doit avoir percé à environ cinq pouces au-dessous de l'espèce de tête ou de boule qui en décore le sommet, afin qu'il puisse recevoir la longe qui doit porter la barre. Une des maniéres d'arrêter cette corde en arriére du trou de ce pilier est de la nouer en y faisant une boucle coulante. Cette précaution est d'autant plus importante qu'il est alors aisé de dégager promptement & sur le champ un cheval embarré, puisque le palfrenier en tirant avec une force même légére l'extrémité de la longe dont la grosseur doit être proportionnée au trou qui la reçoit & le remplir presqu'en entier, défait tout-à-coup le nœud & laisse couler la corde.

Il est encore essentiel d'observer que la barre soit suspendue à une hauteur qui réponde à six ou sept doigts environ au-dessus des jarrets de l'animal & par le bout qui regarde l'auge au-dessus du milieu de son avant-bras. Si elle est moins élevée, le cheval s'embarrera fréquemment, & si elle l'est davantage, il pourra malgré cette sorte de séparation estropier les chevaux qui l'avoisineront & en être blessé lui-même.

Quelques personnes ne suspendent les barres en arriére que par une corde arrêtée au plancher ou à la voûte. En pareil cas cette corde ou longe de suspension doit être coupée en deux portions, l'une fixée supérieurement par un tirefond, son extrémité inférieure étant terminée en une gance, l'autre qui passe dans la barre & que l'on noue en dessous ayant à son autre extrémité un bouton de bois en forme olivaire allongée, qu'on arrête dans la gance de la premiére & qu'on en retire facilement au besoin. Le jeu des barres suspendues ainsi est trés-considérable. Elles ne garantissent pas toujours aussi exactement que celles qui sont suspendues à des piliers, les chevaux des coups de pieds qu'ils peuvent se donner mutuellement, elles les amortiſſent tout au plus. D'ailleurs il eſt toujours très-dangereux d'aborder des animaux vifs & ſujets à ruer, quand ils ſont ſéparés de cette maniére, à moins qu'on n'ait l'attention de ſe ſaiſir de la barre, autrement en vacillant elle frapperoit & heurteroit le cheval & pourroit le porter à détacher une ruade ou un coup de pied à celui qui en approcheroit & qui ne ſeroit pas en garde.

Dans les écuries d'une foule de maquignons les barres ne ſont élevées que du côté de l'auge, l'autre bout repoſe à terre & ſur le ſol. Il ſeroit ſuperflu de détailler ici les commodités qu'ils prétendent en retirer, il faut leur laiſſer le ſoin de ſe rappeller les ſuites funeſtes des embarrures, des coups de pieds, des entorſes, des fractures mêmes que cette diſpoſition a occaſionnés.

Quoi qu'il en ſoit, les piliers nous paroiſſent être le meilleur moyen d'aſſujettir les barres. Ils doivent être éxactement ronds & polis. Les inégalités, les fentes y ſont nuiſibles, en ce que les crins s'y engagent & ſe rompent. On les place de bout de diſtance en diſtance ; ils limitent l'étendue du terrein accordé à chaque cheval. Elevés hors de terre d'environ quatre pieds & demi, cinq pieds, ils y ſont enfoncés de deux pieds & demi, trois pieds de profondeur, & ſont extrêmement fermes & ſtables. S'ils n'étoient pas plantés aſſez en arriére, ils ſeroient trop à la portée de l'animal qui pourroit en profiter, comme il arrive ſouvent, pour frotter ſa queue & quelquefois auſſi pour appuyer ſes pieds de derriére, ſur la pince deſquels il ſe reposeroit continuellement pour peu qu'il y eût de la diſpoſition.

On ne doit pas au ſurplus imiter ceux qui fixent aux deux côtés de chaque pilier un anneau de fer à l'effet d'y attacher les rênes du filet ou du mastigadour, lorsqu'on tourne le cheval de façon que sa croupe soit à l'auge. En premier lieu, ces anneaux peuvent demeurer relevés & non aplatis contre les piliers sans qu'on s'en apperçoive, & le cheval qui rentreroit à sa place avec vivacité pourroit s'y prendre & s'y engager par quelques parties de son harnois, ou se heurter & se blesser. Il faut convenir d'une autre part qu'ils sont dès-lors multipliés sans nécessité, car un seul anneau placé au-devant du pilier environ deux pouces & demi au-dessus du trou dont nous avons parlé suffiroit assurément pour contenir la longe droite & la longe gauche de deux chevaux qui seroient voisins & l'on éviteroit les risques des heurts, des contusions & du déchirement de quelques portions de l'équipage de l'animal. A l'égard du crochet que l'on peut poser au-dessus du lieu que j'assigne à cet anneau, il peut être utile pour suspendre un moment une bride, un bridon, &c. mais il n'est pas si nécessaire qu'on ne puisse s'en passer.

Au moyen des séparations pratiquées, selon que je viens de l'expliquer, on peut ne laisser qu'un intervalle de quatre pieds pour la place de chaque cheval, & nous observerons ici qu'une distance de trois pieds, trois pieds & demi laissée pour l'ordinaire entre chaque cheval dans la plupart des écuries de Paris ne sauroit être suffisante. Les chevaux y sont gênés, sur-tout dans les cas où ils se couchent; & si l'on nous objecte que le terrein est précieux, nous répondrons que les chevaux ne le sont pas moins.

Les places limitées par de véritables cloisons seroient trop étroitement espacées si elles ne comprenoient pas au moins cinq pieds. Ces cloisons sont communément en bois de chêne; les planches en sont exactement assemblées & languetrée; nul

nul clou ne peut porter aucune atteinte au cheval; nulle fissure, nulle aspérité n'endommagent ni ses crins, ni ses poils. Une de leurs extrémités est insérée par coulisse dans le pilier; l'autre est arrêtée à l'auge & elle monte depuis le sol pavé ou parqueté jusqu'à la hauteur des piliers & des fuseaux du ratelier. On pourroit encore élever celle-ci jusqu'à la hauteur de sa traverse supérieure; ce sacrifice de la beauté du coup d'œil seroit d'autant moins blâmable qu'il importe à la plus grande sureté des chevaux qui dès-lors ne sauroient s'entre-mordre, porter la tête hors de l'intervalle qui leur est assigné, se grater, se frotter, &c. On pourroit d'ailleurs le compenser, si l'on observoit de mettre toutes les croupes à la portée de la vue, en contournant supérieurement ces cloisons en une doucine terminée par la boule des piliers dans lesquels elles seroient engagées.

Quoi qu'il en soit, il est certain qu'il résulte de ces moyens de séparation une plus grande propreté dans chaque place, sur-tout si elles sont garnies de madriers; les chevaux s'y trouvent, pour ainsi dire, emboëtés de maniére qu'ils sont à l'abri d'une multitude d'accidens qui ne sont que trop fréquens lorsqu'on n'établit que des barres entr'eux. On ne doit pas au surplus oublier dans tous les cas de garnir d'une semblable cloison les murs qui terminent les rangs. Elle garantit le cheval de toute humidité, il ne sauroit alors entamer son poil & ses crins ne peuvent recevoir aucune atteinte dans la circonstance où il entreprend de se frotter.

Dans la distribution des jours qui doivent éclairer les écuries, il est indispensable d'avoir égard aux yeux de ces animaux. En les exposant aux traits d'une lumiére vive & continuelle, on soumet la prunelle à un resserrement, à une constriction constante, & la vue se perd & s'affoiblit bientôt. Les écuries simples ou à un seul rang, présentent à cet égard moins de difficultés que les autres. Il est aisé de pratiquer des fenêtres dans le mur qui fait face aux croupes & l'on a de plus la commodité d'y fixer des chevalets pour y placer des selles, d'y implanter des crochets au-dessous de ces mêmes chevalets à l'effet de suspendre les brides, les bridons, &c. & de ranger en un mot, derriére les chevaux tout ce qui est d'usage pour leur service.

On ne peut jouir des mêmes avantages dans la construction des écuries à double rang, les croupes se trouvant vis-à-vis les unes des autres. En premier lieu, les palefreniers ne sauroient avoir sous leurs mains tout ce qui, eu égard à ce même service, devroit être à leur portée, à moins qu'on ne ménage d'espace en espace selon la longueur du vaisseau une plus ou moins grande étendue de terrein pour y receler tous les équipages & tous les instrumens nécessaires, car il n'est pas possible d'approuver que l'on place directement l'équipage de chaque cheval au-dessus de sa tête contre le mur & à côté de l'inscription qu'on y met quelquefois. Un semblable arrangement expose ce même équipage à la poussiére du fourage ; les siéges des selles sont toujours garnis d'une multitude de brins de foins ; les palefreniers ne pouvant atteindre à la hauteur des chevalets, sont obligés de monter sur la paroi antérieure de l'auge & de s'aider de la main avec laquelle ils saisissent les fuseaux du ratelier qu'ils ébranlent ; soit qu'il faille prendre la selle ou la replacer, le service est très-lent, très-peu sûr & très-difficile ; il arrive même fréquemment que des chevaux en sont effrayés, ſurtout lorſque des palefreniers naturellement mal-adroits laiſſent tomber l'équipage ſur la tête ou ſur le corps de ces animaux qui s'acculent, tirent ſur leur licols, en caſſent les cuirs ou les longes, & s'ils ne ſont pas toujours dans un grand danger de s'eſtropier, du moins ces ſortes d'accidens occaſionnent-ils ſouvent de vrais déſordres. En ſecond lieu, on ne peut, dans ces ſortes d'écuries, être tellement maître des jours que les yeux des chevaux n'en ſoient incommodés, ſurtout ſi le vaiſſeau eſt médiocrement élevé.

Quant à celles qui ſont à double rang, les têtes placées vis-à-vis les unes des autres, au moyen d'une ſéparation quelconque élevée dans le milieu même du vaiſſeau à une hauteur convenable, il eſt certain qu'elles ne différent point des écuries ſimples, puiſqu'une ſeule de celles-là en compoſe en quelque façon deux de celles-ci. On en voit une à Naples qui prouve que quelques décorées, quelqu'embellies qu'elles ſoient, elles n'offrent jamais un ſpectacle auſſi ſatisfaiſant que celui que préſentent les premiéres écuries à double rang dont nous venons de parler.

Nous n'avons point encore fait mention de ces communications dont une ſage économie avoit ſuggéré l'idée & que l'on a appellées du nom d'*abat foin*. On n'en pratique plus dans des conſtructions bien ordonnées, & on n'en trouve aujourd'hui que dans les écuries des hôtelleries & de quelques particuliers habitans des pays où l'uſage n'eſt pas de boteler le foin. Dans ceux où cet uſage eſt en vigueur, on ſe contente de jetter le fourage ainſi lié du fenil hors de l'édifice pour le tranſporter enſuite dans l'écurie & pour le diſtribuer à chaque cheval. Il ſeroit à ſouhaiter que l'on pût ſervir chacun d'eux de l'extérieur & non de l'intérieur. On y est parvenu dans nombre de lieux en faisant tomber le foin du fenil dans le ratelier même ; mais ce n'est point encore assez, puisque par cette voie la poussiére des greniers se mêlant avec celle du fourage, peut susciter dans les chevaux une toux plus ou moins forte & que d'ailleurs leur corps & leurs crins en sont continuellement chargés & salis. Rien ne conviendroit mieux que des ouvertures pratiquées au dehors vis-à-vis chaque place. On les fermeroit avec un volet aussi-tôt que le foin y auroit été introduit. La propreté seroit maintenue & l'on pareroit au désagrément qui résulte, pour des personnes que la curiosité peut attirer dans des écuries vastes & renommées, de la rencontre de nombre de palefreniers occupés du soin de distribuer chaque portion, & qui marchent, cheminent chargés & reviennent sans cesse dans le lieu du passage ménagé derriére les chevaux.

Eu égard à la distribution du son & de l'avoine, il convient qu'elle soit toujours faite dans l'écurie même. Si le grain qui, de tous les alimens, est celui que les chevaux préférent, leur étoit, ainsi que le fourage, donné de dehors, il y auroit à craindre que ces animaux que l'homme n'aprivoise & ne rend familiers qu'autant qu'il leur fait sentir le besoin qu'ils ont de lui & qu'il les habitue à recevoir la nourriture de sa main, ne devinssent en quelque façon féroces & sauvages, dès qu'elle leur seroit administrée de maniére qu'il n'en seroit point apperçu.

Du reste, quand ces sortes d'édifices sont destinés à recevoir un nombre considérable de chevaux distingués, tels que ceux qui forment les équipages des princes ou des seigneurs, il convient de pratiquer en même-temps des logemens convenables aux écuyers, aux commandans de l'écurie, aux maîtres palefreniers, aux personnes chargées de délivrer le fourage, aux maîtres des gardes-meubles, aux cochers & aux palefreniers, & d'en combiner les dispositions sur l'utilité & la commodité du service. On ne peut se dispenser aussi d'y établir des gardes-meubles, des selleries dans lesquelles il importe de se ménager les moyens de garantir par le moyen du feu les selles & les harnois de l'humidité qui leur nuit. On pourroit encore, si des vestibules formoient les différentes entrées des écuries, faire sceller des chevalets dans les murs & les ranger en échiquiers pour y placer les selles dont on feroit le plus d'usage, & poser au-dessus de ces chevalets des médaillons dans lesquels feroient répétés les noms des chevaux auxquels ces mêmes selles seroient appropriées & qui seroient inscrits dans les écuries vis-à-vis chaque cheval, supérieurement à chaque niche & à chaque ratelier.

Il faudroit de plus disposer dans des cours attenantes des auges en pierre dont les unes seroient très-près des portes par lesquelles on communiqueroit des gardes-meubles & des selleries dans ces cours, tandis que les autres seroient sous des hangards destinés à panser les chevaux, à les desseller, à leur abattre la sueur, &c. dès-lors les palefreniers & les maîtres du garde-meuble jouiroient facilement du lieu & de l'eau nécessaire pour laver d'une part les crins & les extrémités de l'animal, en observant de dégorger souvent ces auges dès que l'eau en auroit été salie, & pour nétoyer de l'autre tous les harnois & tous les équipages, les selles ne devant au surplus être rangées sur les chevalets en échiquier, qu'après qu'on en aura fait fécher les panneaux mouillés & abreuvés pour l'ordinaire de la sueur des chevaux.

Des remises, des retraites pour le fumier ne seroient pas moins nécessaires, ainsi que des infirmeries distribuées de maniére que les chevaux malades pussent être totalement séparés des autres, dans le cas où ils seroient affectés de maladies contagieuses. D'un côté des infirmeries seroit une pharmacie garnie de fourneaux, de tous les ustenciles, de tous les médicamens, &c. de l'autre, seroient une ou deux forges & des travails de toute espéce couverts & à l'abri des injures du temps, & par le moyen de toutes ces différentes constructions on réuniroit tout ce qui peut faciliter le traitement de l'animal sain & malade, & même tout ce qui pourroit mettre à portée de le travailler & de l'exercer, si l'on y ajoutoit un manége qui, dans l'autre face de l'édifice, répondroit à ces cours supposées.

On doit penser d'ailleurs que le terrein seul doit décider des plans à faire en pareil cas; mais ces notions générales seront peut-être de quelqu'utilité aux architectes, & d'après les détails dans lesquels nous sommes entrés, les simples particuliers pourront profiter de celles de nos idées dont l'exécution leur sera possible, si néanmoins ils les trouvent assez justes pour les adopter.

Nous observerons encore qu'il est essentiel de ne jamais abandonner des chevaux à eux-mêmes; que dans des écuries bien peuplées, il convient qu'il y ait toujours au moins un ou deux palefreniers de garde, & qu'il seroit à souhaiter que celles des personnes privées fussent dans la capitale construites de maniére à permettre aux cochers de ne pas se séparer de leurs chevaux pendant la nuit pour habiter le faîte des maisons, ce qui les met hors de portée de les secourir, de parer aux inconvéniens qui résultent de ceux qui s'embarrent, qui se délicotent, qui se mordent, qui se battent, &c. &c.

68. Des balais, des fourches, des pêles, des civiéres ou des broüettes sont d'une absolue nécessité pour nétoyer sans cesse ces lieux du fumier & de toutes les ordures dont l'ensemble & le séjour seroient incontestablement nuisibles à ces animaux. Propreté des écuries.

L'air, ce fluide invisible dont nous avons déja parlé, ce mobile perpétuel qui agite, divise & mêle tout, cette espéce de cahos dans lequel nâge une infinité de parcelles émanées de toutes sortes de corps & dont le concours, la combinaison & le mêlange donnent différens produits, s'épaissit & se corrompt bien-tôt, s'il est renfermé; à plus forte raison s'il peut dans un lieu limité se charger des exhalaisons excrémenteuses qui sortent & qui s'échappent constamment du corps des chevaux, & à bien plus forte raison encore s'il participe nécessairement de parties plus impures & plus fœtides. C'est alors qu'il contient particuliérement des semences vraiment morbifiques cachées & capables de causer à la machine des troubles plus ou moins considérables. Il l'embrasse, il l'entoure, il la comprime; il est poussé, aidé de son propre poids & de son ressort principalement dans la trachée artere, dans les poumons, dans l'œsophage, l'estomac & les intestins, il pénetre enfin avec le chile dans le sang & se distribue dans toutes les liqueurs fournies par ce dernier fluide; or sa corruption conséquemment aux diverses parties hétérogenes qu'il peut charrier, doit inévitablement produire de sinistres effets; de-là l'importance d'une part de le renouveller attentivement pour le purger, pour l'épurer en procurant la dispersion & la dissipation de ces mêmes parties, & de l'autre; d'approprier avec le plus grand soin l'habitation de tous les animaux quelconques. Des palefreniers toujours occupés de conduire au dehors & au loin le crotin & les moindres immondices à mesure qu'ils en apperçoivent, ainsi que de donner de temps en temps une entrée libre à l'air, travaillent donc avec fruit à la conservation de l'animal, & préviennent une foule d'atteintes auxquelles la paresse & la malpropreté ne l'exposent que trop souvent. Que l'on juge à présent du mérite & de la force des raisons des cochers qui ont le talent de persuader à des maîtres très-peu instruits que des chevaux continuellement sur la litiere sont infiniment plus sainement que sur un pavé ou sur des madriers nets & bien balayés. Que l'on admire la prévoyance des habitans des campagnes qui pour s'assurer de bons amendemens & d'excellens engrais, laissent pourrir des six mois entiers & quelquefois des années le fumier dans leurs écuries, comme si la fécondité de la terre devoit être indispensablement payée par le sacrifice des animaux sans lesquels nous ne saurions la fertiliser, & comme s'il étoit permis au cultivateur d'ignorer que le meilleur moyen de se procurer les amendemens qu'il désire, consiste à déposer les litieres dans la terre creusée à cet effet à une certaine profondeur, & aussi à une distance raisonnable des écuries pour qu'elles ne demeurent point exposées à des vapeurs & à des émanations dangereuses, & que l'unique attention à avoir est de faire de temps en temps remuer & retourner ce fumier. Seroit-ce au surplus à quelque vieille tradition que nous devons une foule d'autres préjugés qui dominent encore aujourd'hui nombre de personnes? Telle est, par exemple, l'erreur de ceux qui croient que des araignées multipliées sur les voûtes ou sur les plafonds, ainsi que des moutons & des boucs assainissent ces lieux par leur séjour. Pour nous, nous avouerons que nous ne voyons ici qu'une occasion, 1°. d'empoisonner des chevaux en les mettant aux risques de manger avec les fourages qu'on leur donne des insectes souvent venimeux, 2°. de procurer à des moutons par une très-bonne nourriture une chair excellente, 3°. Enfin d'infecter les écuries d'une odeur peut-être aussi insupportable à l'animal qu'à l'homme.

69. De toutes les excrétions, la plus intéressante est celle qui s'opere dans toute la surface du corps au moyen d'une infinité de pores dont la peau du cheval est criblée. Ces pores sont les orifices des artérioles séreuses qui se terminent au niveau du derme, & cette excrétion est appellée du nom de *transpiration insensible*. Il n'en est aucune que celle-ci ne surpasse & telle est la quantité des exhalaisons qui la forment que les évacuations qui ont lieu par cette voie ont été regardées dans l'homme comme supérieures à toutes celles des autres excrétions prises ensemble. Il seroit assez difficile de suivre dans l'animal les expériences qui ont été faites & répétées à cet égard sur le corps humain, ainsi que les différences que pourroient donner des résultats & des calculs comparés à ceux auxquels se sont livrés *Sanctorius*, *Dodart*, *Keil*, *Robinson*, *Rye*, *Linings*, *Hartman*, &c. qui, la plûpart, ont soumis leur propre individu à diverses épreuves; mais il n'en est pas moins certain qu'une évaporation qui se fait sans cesse par presque tous les points d'une superficie aussi étendue que l'est le tégument, ne peut être que très-considérable proportionnellement à toutes les autres évacua-

Nécessité du pansement de la main.

tions quelconques. Celle-ci maintient la peau dans une souplesse nécessaire, elle unit le poil & le vivifie pour ainsi dire. Elle dégage les humeurs vitales d'une infinité de superfluités nuisibles, elle les entretient dans un mêlange, une proportion & une température qui constituent la santé, & nous dirions volontiers de l'animal ce que *Primerose* disoit, en parlant de l'homme, dans son ouvrage sur les erreurs populaires, qu'il est presque impossible qu'un corps qui transpire bien soit atteint de maladies graves & dangereuses. Nous ajouterons avec non moins de vérité, que la plupart de celles que nous avons à combattre naissent de la concentration des parties excrémenteuses auxquelles les couloirs de la peau auroient offert un passage & une issue, si cette excrétion due à la contraction du cœur & des arteres ainsi qu'à la force expansive de la chaleur interne n'avoit été interceptée ou diminuée. Plus les solides chassent & déterminent les fluides à la circonférence, plus il est de ces parties qui sortent & qui sont expulsées sous la forme d'une humidité vaporeuse dont la plus grande partie prend corps dès qu'elle est parvenue à l'habitude de la machine & d'où résulte la crasse & la poussiere blanchâtre ou grisâtre qui couvre la superficie du tégument. Si cette crasse y séjourne, elle obstrue, elle bouche tous les orifices de ce vaste émonctoire, elle prive de toute issue les liqueurs impures qu'il étoit essentiel de laisser échaper & ces mêmes liqueurs obligées les unes de refluer dans le centre, les autres de s'arrêter à la circonférence ont en quelque sorte l'effet mortel des poisons. L'exactitude à panser les chevaux de la main n'est donc pas un soin indifférent & ne se borne pas à procurer aux yeux la simple satisfaction de voir des chevaux propres, nets & luisans comme quelques-uns le croient, elle importe véritablement à leur conservation & à leur existence.

70. Les instrumens nécessaires à ce pansement sont assez connus; nous ne croyons pas cependant devoir nous dispenser de parler ici de l'étrille, attendu les diverses formes qu'elle reçoit dans les différentes provinces du royaume.

Instrumens nécessaires au pansement de la main.

Celles que nombre d'éperonniers François appellent du nom d'*Etrilles à la Lyonnoise*, semblent à tous égards mériter la préférence. Nous en donnerons une exacte description après avoir détaillé les parties que l'on doit distinguer dans l'étrille en général, & par comparaison à celle à laquelle je m'arrete, nous indiquerons les plus usitées entre celles qui sont connues.

Les parties de l'étrille sont le *coffre* & ses deux *rebords*, le *manche*, sa *soye* empatée & sa *virole*, les *rangs*, leurs *dents* & leurs *empatemens*, le *couteau de chaleur*, les *deux marteaux*, enfin les *rivets* qui lient & unissent ces diverses piéces pour en composer un tout solide.

Le *coffre* n'est autre chose qu'une espèce de goutiere résultante du relévement à l'équerre des deux extrémités opposées d'un plan quarré ou quarré-long. Dans l'*étrille à la Lyonnoise*, il présente un quarré-long de tôle médiocrement épaisse, dont la largeur est de six à sept pouces & la longueur de huit ou dix. Cette longueur se trouve diminuée par deux ourlets plats que fait l'ouvrier en repliant deux fois sur elles-mêmes les deux petites extrémités de ce quarré-long, & ces ourlets larges de deux lignes & dont l'épaisseur doit se trouver sur le dos de l'étrille & non en-dedans, sont ce que l'on nomme les *rebords du coffre*. A l'égard des deux extrémités de ce parallélograme bien aplani, elles forment les deux côtés égaux & opposés de ce même *coffre* lorsqu'elles ont été taillées en dents & repliées à l'équerre sur le plan de l'*étrille*, & ces côtés doivent avoir dix ou douze lignes de hauteur égale dans toute leur longueur.

Le *manche* est de bouis, d'un pouce six ou dix lignes de diametre & long d'environ quatre ou cinq pouces. Il est tourné cylindriquement & strié dans toute sa circonférence par de petites cannelures espacées très-près les unes des autres pour en rendre la tenue dans la main plus ferme & plus aisée, & il est ravalé à l'extrémité par laquelle sa soie doit y pénétrer de cinq ou six lignes de diametre, à l'effet d'y recevoir une *virole* qui en a deux ou trois de largeur & qui n'y est posée que pour le garantir contre l'effort de cette soie qui tend toujours à le fendre. Il est de plus placé à angle droit sur le milieu d'une des grandes extrémités dans un plan qui feroit avec le dos du *coffre* un angle de vingt à vingt-cinq degrés. Il est fixé au moyen de la patte qui se termine en une soie assez longue pour l'enfiler dans le sens de sa longueur & être rivé au-delà. Cette patte forgée avec sa soie selon l'angle ci-dessus & arrêtée sur le dos du *coffre* par cinq rivets au moins, ne sert pas moins à le fortifier qu'à l'emmancher, aussi est-elle refendue sur plat en deux lames d'égale largeur, c'est-à-dire, de cinq ou six lignes chacune qui s'étendent en demi S avec symétrie l'une à droite, l'autre à gauche. Leur réunion d'où naît la *soie* & qui doit recevoir le principal rivet doit être longue & forte & leur épaisseur, suffisante à deux tiers de ligne par-tout ailleurs, doit augmenter insensiblement en approchant du manche & se trouver de trois lignes au moins sur quatre de largeur à la naissance de la *soie* qui peut être beaucoup plus mince, mais dont il est important de river exactement l'extrémité.

Les deux parois verticales du *coffre* & quatre lames de fer également espacées & posées de champ sur son fond parallélement aux deux parois, composent ce que nous avons nommé *les rangs*. Trois de ces lames sont, ainsi que celles qui font partie du *coffre*, dentées supérieurement & ajustées de maniere que toutes leurs *dents* toucheroient en même temps par leurs pointes un plan sur lequel on reposeroit l'*étrille*. Celle qui ne l'est point & qui constitue le troisiéme rang à compter dès le *manche*, est proprement ce que nous disons être le *couteau de chaleur*. Son tranchant bien dressé ne doit pas atteindre au plan sur lequel portent les *dents*, mais il faut qu'il en approche également dans toute sa longueur & conséquemment un intervalle égal à leur profondeur d'une ligne plus ou moins, suffit à cet effet. Chacun de ces *rangs* est fixé par deux *rivets* qui traversent le *coffre* & deux *empatemens* qui ont été tirés de leurs angles inférieurs par le secours de la forge. Ces *empatemens* sont ronds, ils ont six à sept lignes de diametre, & nous les comptons dans la longueur des lames qui de l'un à l'autre bout est la même que celle du *coffre*. Il est bon d'observer que ces quatre lames ainsi appliquées doivent être forgées de façon que tandis que leurs *empatemens* sont bien assis, il y ait un espace d'environ deux lignes entre leur bord inférieur & le fond du *coffre*, pour laisser un libre passage à la crasse & à la poussiere que le palefrenier tire du poil du cheval & dont il cherche à dégager & à nétoyer son *étrille* en frappant sur le pavé ou contre quelqu'autre corps dur.

C'eſt pour garantir ſes rebords & ſes carnes des impreſſions de ces coups que l'on place à ſes deux petits côtés entre les deux rangs les plus diſtans du *manche* un morceau de fer tiré ſur quarré de quatre ou cinq lignes, long de trois ou quatre pouces, refendu ſelon ſa longueur juſqu'à cinq lignes près d'une de ſes extrémités, en deux lames d'une égale épaiſſeur & aſſez ſéparées pour recevoir & pour admettre celle du coffre à ſon rebord. Ces morceaux de fer forment les *marteaux*. La lame ſupérieure en eſt coupée & racourcie pour qu'elle ne recouvre que ce même rebord & l'autre eſt couchée entre les deux rangs & fermement unie au *coffre* par deux ou trois rivets. Les angles de ces *marteaux* ſont abattus & arrondis comme toutes les carnes de l'inſtrument ſans exception, & afin de parer à tout ce qui pourroit bleſſer l'animal en l'étrillant. Par cette même raiſon les *dents* qui repréſentent le ſommet d'un triangle iſocelle aſſez allongé ne ſont pas aigües juſqu'au point de piquer, nulle d'entr'elles ne s'éleve au-deſſus des autres. Leur longueur doit être proportionnée à la ſenſibilité de l'animal auquel l'*étrille* eſt deſtinée, elles doivent, en paſſant au travers du poil, atteindre la peau, mais non la déchirer. La lime à tiers-point dont on ſe ſert pour les former doit auſſi être tenue par l'ouvrier très-couchée ſur le plat des lames, afin que leurs côtés & leur fond dans l'intervalle qui les ſépare préſentent un tranchant tel que celui du *couteau de chaleur*, c'eſt-à-dire, un tranchant fin & droit ſans être affilé ou en état de couper, & elles ſeront eſpacées de pointe à pointe d'une ligne tout au plus.

Toute paille, barbe, fauſſe ou mauvaiſe rivure, faux joint ou dent-fendue capable d'accrocher les crins du cheval ou le poil, ſont des défectuoſités nuiſibles & qui tendent à donner atteinte au plus bel ornement de cet animal.

Entre les eſpèces d'*étrilles* les plus uſitées, il en eſt dans leſquelles on compte ſept *rangs*, le *couteau de chaleur* en occupant le milieu. Les *rebords* en ſont ronds, le dos du *coffre* voûté & les *rangs* élevés ſur leurs empatemens juſqu'à laiſſer ſix ou ſept lignes d'eſpace entr'eux & le fond du *coffre*. Leurs *marteaux* n'ont pas deux lignes de groſſeur & de ſaillie & ils ſont placés entre le deuxiéme & le troiſiéme *rang* ; la patte du *manche* eſt enfin refendue en trois lames dont les deux latérales ne peuvent être conſidérées que comme une ſorte d'enjolivement.

Il eſt évident, 1°. que le ſeptiéme *rang* n'eſt bon qu'à augmenter inutilement le poids & le volume de cet inſtrument. 2°. L'eſpace entre le fond & les *rangs* eſt non-ſeulement exceſſif, puiſque quand il ſeroit d'une ſeule ligne, cette ligne ſuffiroit pour empêcher l'adhéſion de la craſſe & pour en faciliter l'expulſion, mais il eſt encore réellement préjudiciable, parce que les *rangs* peuvent être d'autant plus facilement couchés & détruits, que les tiges de leurs *empatemens* ſont plus longs. 3°. Les *marteaux* étant auſſi minces & auſſi courts, ne méritent pas même ce nom. 4°. Situés entre le ſecond & le troiſiéme *rang*, ils ne ſauroient, par leur poſition & par leur ſaillie, garantir les rebords & les carnes. 5°. Ces rebords ronds n'ont nul avantage ſur les rebords plats & n'exigent que plus de temps de la part de l'ouvrier ; enfin la *patte* ne contribuant pas à fortifier le *coffre*, ne remplit qu'une partie de ſa deſtination.

Nous trouvons dans les *étrilles* qui ſont du plus fréquent uſage à Paris, une grande partie de ces défauts. Il semble que les ouvriers qui construisent cet instrument, soit disant Anglois & par cela seul sans doute préféré, s'attachent uniquement à mettre à profit des lames de fer très-minces dont ils ne peuvent tirer des empattemens à peu près solides qu'aux dépens des parties dentées. Ces lames ou ces parties n'occupent qu'environ la moitié de la longueur du *coffre*, les *empatemens* qui les attachent par les deux bouts ayant de chaque côté un quart de cette longueur totale; ainsi au moyen de la briéveté des rangs le palefrenier n'embrasse à la fois qu'une très-petite partie de la surface des poils & il se voit obligé de multiplier les allées & les venues, la longueur des rangs tirés du *coffre* même ne suffisant pas pour détacher la crasse qu'il s'agit d'enlever. Il n'est ici qu'un *marteau* tiré du rang du milieu, c'est-à-dire, du *couteau de chaleur* & par conséquent très-mal situé; il est tellement affamé qu'à peine peut-il résister à quelques coups. D'ailleurs la construction totale est d'autant plus mauvaise qu'elle ne présente qu'aspérités & fausses-rivures. Quant au *manche*, il seroit à souhaiter qu'il fût adapté aux *étrilles à la Lyonnoise*, la forme en est également ronde, mais au lieu de simples stries dans son milieu, il est renflé dans le lieu que le creux de la main saisit, & terminé par un bout fort élargi qui remplissant l'espace qui est entre le pouce & l'index de la main qui en est armée comme elle doit l'être, empêche que l'*étrille* ne glisse, & demande à cette main moins d'effort pour la tenir. Du reste nous désirerions encore que ce même manche fût relevé jusqu'au point d'éviter le frottement des doigts du palefrenier dans l'action d'étriller l'animal.

Il est encore d'autres *étrilles* dans lesquelles les *rangs* sont seulement dentés jusqu'à la moitié de leur

leur longueur, tandis que dans l'autre moitié ils repréſentent un *couteau de chaleur* oppoſé dans chaque *rang* & répondant à la moitié dentée de l'autre. Communément l'ouvrier forme les *rangs* droits ſur leurs bords ſupérieur & inférieur ; ces rangs formés droits, il en taille en *dents* la moitié, mais ſoit par ignorance, ſoit par pareſſe ou par intérêt, il s'épargne le temps & la peine de ravaler le tranchant, dès-lors l'appui du *couteau* ſur le poil s'oppoſe à ce que les *dents* parviennent à la peau. Je conviens qu'un ouvrier plus intelligent ou de meilleure foi peut, en ravalant les tranchants, obvier à cette défectuoſité ; cette pratique néanmoins ne m'offre aucune raiſon de préférence ſur la méthode que je conſeille, car elle ſera toujours plus compliquée, & d'ailleurs l'expérience démontre qu'un *couteau de chaleur* coupant toute la longueur de l'*étrille*, n'eſt pas moins efficace que les ſix moitiés qui entrent dans cette derniere conſtruction.

Au ſurplus & à l'égard des ouvriers qui blanchiſſent à la lime le dos du *coffre*, nous dirons que ce ſoin eſt aſſez déplacé relativement à un ſemblable inſtrument, & nous ajouterons encore qu'il peut apporter un obſtacle à ſa durée, l'impreſſion de la forge dont ils dépouillent le fer en le limant, étant un vernis utile qui l'auroit long-temps défendu des atteintes de la rouille.

71. Quoi qu'il en ſoit de toutes ces différentes obſervations, la premiére attention du palefrenier ou du cocher, en ſe levant ou en entrant le matin dans l'écurie, doit être d'attacher à un des fuſeaux du ratelier une des doubles longes du licol. C'eſt ce que pluſieurs cochers ne pratiquent jamais, auſſi trouve-t-on très-ſouvent leurs chevaux couchés, étendus ſur le pavé & mangeant leur litiére ; à l'é- Panſement de la main.

gard des chevaux malades, cette précaution feroit déplacée. Il doit enfuite faire net ou nétoyer les auges avec un bouchon de paille, & diftribuer l'avoine ou le fon, felon qu'il eft ordonné. Quand on n'auroit rien à préfenter à l'animal, on ne fera pas moins net devant lui, l'odeur que contracte l'auge par le féjour des alimens en partie mâchés & laiffés par le cheval, étant capables de le jetter dans le dégoût; auffi cette action doit-elle être répétée plufieurs fois dans le jour.

Auffi-tôt après que l'animal a mangé ce qu'on lui a donné, on remue la litiére avec une fourche de bois & non de fer; il feroit très-prudent d'interdire aux cochers celle-ci. Quand elle fe trouve fous leurs mains, ils s'en fervent préférablement à la premiére aux rifques de bleffer très dangereufement l'animal. Ils reléveront proprement la litiére fous l'auge, obfervant de féparer & de mettre à l'écart la partie de cette même litiére qui fe trouve pourie ou gâtée par la fiente & par l'urine, après quoi ils nétoyeront à fond avec le balai de bouleau la place du cheval.

Quoiqu'on reléve rarement la litiére aux chevaux malades, il eft bon d'en ôter ce qui eft corrompu & mouillé & de balayer en-deffous, fauf à faire une litiére en partie fraiche, le tout pour rendre toujours la place qu'ils occupent plus faine.

Avant de procéder au panfement, il faut mettre le cheval au filet, ou, ce qui vaut mieux encore, au maftigadour que l'on garnit de temps en temps d'un nouet d'affa fœtida. Cette efpèce de mafticatoire ou d'apophlegmatifant prévient toute inappétence, il réveille la fenfation de la faim & procure fouvent un utile révulfion.

Lorfqu'on peut faire fortir l'animal de fa place & le fixer en arriére en attachant les longes du filet, ou du mastigadour aux piliers qui la limitent, on ne doit pas chercher à s'en dispenser ; en pansant des chevaux à leur place la poussiere de l'un vole sur l'autre.

Si la saison & le temps sont beaux, on les conduit hors de l'écurie, on les attache par ces mêmes longes à des anneaux de fer scellés dans le mur pour cet usage.

Toutes ces précautions prises, le palfrenier armé de l'*étrille* qu'il tient dans sa main droite, de maniere que son petit doigt est tourné du côté du corps ou du *coffre* de cet instrument, & que son pouce se trouve étendu sur l'extrémité du *manche* & près de la rivûre de la *soie* dont ce *manche* est enfilé, saisit la queue du cheval avec la main gauche. Il passe l'*étrille* sur le milieu & sur le côté de la croupe, à rebrousse-poils, en allant & revenant pendant un certain espace de temps avec vîtesse & avec légéreté sur toutes les parties de ce même côté qu'il parcourt d'abord ainsi en remontant jusqu'à l'oreille.

On doit ménager toutes celles qui sont douées d'une trop grande sensibilité, ainsi que celles qui sont occupées par les racines des crins. On ne porte par conséquent jamais l'*étrille* ni sur le tronçon de la queue, ni sur les parties tranchantes de l'encolure, ni sur l'épine, ni sur le fourreau, on la passe plus légérement sur les jambes qu'ailleurs. Du reste il importe que le palefrenier dans cette action, meuve son bras avec aisance, le déploie & embrasse à chaque coup une certaine étendue du corps.

L'effet de cet instrument étant de détacher la crasse résultant de l'évaporation dont nous avons parlé ; plusieurs coups donnés suffisent pour en enlever une certaine quantité plus ou moins considérable. C'est aussi pour dégager les *rangs* ou le fond du *coffre* de l'*étrille* de celle dont on les voit chargés que le palfrenier doit frapper de l'un des *marteaux* de son instrument de temps en temps sur le pavé, contre le mur, ou contre des piliers; il doit même souffler fortement entre les *rangs* pour les nétoyer plus exactement.

Le cheval suffisamment étrillé sur le côté droit, on procédera au pansement de la partie gauche. Il s'agit alors de changer l'*étrille* de main & de se saisir de la queue avec la droite, d'où l'on doit conclure qu'un bon palfrenier doit être ambi-dextre, c'est-à-dire, qu'il doit avoir une même & une égale liberté dans les deux bras. Il pratiquera sur cette face du corps de l'animal ce qu'il a pratiqué sur l'autre.

A l'*étrille* succède l'*époussette*. On nomme de ce nom une certaine étendue de *serge* ou de gros drap destiné à enlever les corspuscules que le premier instrument peut avoir élevé & laissé à la superficie des poils. On tient cette étoffe par un des bouts ou des coins; on en frappe légérement tout le corps de l'animal. On s'en sert aussi pour frotter & nétoyer la tête, les oreilles dedans & dehors, l'auge, l'intervalle qui sépare les avant-bras, celui qui sépare les cuisses, & toutes les parties enfin sur lesquelles l'*étrille* n'a pas dû être passée.

L'*étrille* livre à l'effet de la *brosse* qu'elle précede dans le pansement ce qu'elle a détaché d'ordure & de crasse & ce qu'elle n'a pu en entraîner. On doit donc après avoir époussété le cheval, prendre la *brosse ronde*. On la chaussera dans sa main droite en glissant une portion de cette même main entre la partie supérieure de cet instrument & le cuir qui y est cloué en forme d'ance, tandis que l'on tiendra l'*étrille* de la main gauche.

On brossera d'abord avec soin la tête en tous

ſens, en obſervant de ne pas offenſer les yeux & après avoir rejetté en arriére la têtiére du maſtigadour ou du filet. On broſſera tout de ſuite tout le côté droit du corps en paſſant à poil & à contre-poil, & ne laiſſant aucune de ſes parties que ce même poil ne ſoit uni & couché ainſi qu'il doit l'être.

Il faut broſſer le plus près qu'il eſt poſſible de la racine des crins & frotter la *broſſe* ſur les *dents* des *rangs* de l'*étrille*, à chaque coup qu'on donne, le tout pour la nétoyer & pour en charger ce dernier inſtrument; mais on doit avoir attention alors de ſe retourner pour ne pas renvoyer ſur l'animal la craſſe ou la pouſſiére qu'on a ôtée.

Celle qui s'attache à l'*étrille* s'enleve, ainſi que je l'ai dit, au moyen du ſouffle & des coups plus ou moins répétés de l'un de ſes *marteaux* contre un corps dur quelconque.

Toutes les parties du corps ſoigneuſement broſſées, ainſi que les membres, ſoit du côté droit, ſoit du côté gauche, ſoit ſur les faces antérieures, poſtérieures & latérales, & la *broſſe* ne ſe chargeant plus de pouſſiére ou de craſſe, on paſſera & repaſſera ſur tout le corps, ſur les jambes, dans toutes les articulations, entre les ars, &c. un bouchon de paille ou de foin légérement humecté à l'effet d'unir exactement le poil. L'*épouſſette* légérement mouillée ſerviroit encore à cet uſage; une *épouſſette* de crin qu'on laveroit apres s'en être ſervi & qu'on laiſſeroit ſécher, nétoyeroit encore plus parfaitement.

Il s'agit enſuite de laver les jambes. On met à côté de ſoi & à ſa portée un ſeau plein d'eau dans cette intention, & l'on ſe munit de la *broſſe longue* & de l'*éponge*. S'il eſt queſtion des jambes de devant, on appuie ſucceſſivement l'*éponge* mouillée à diverſes repriſes contre les différentes faces du genou. L'eau qui ſort de cette *éponge* imbue & preſſée coule le long des parties inférieures de la jambe; alors on frotte vivement le long de cette même jambe avec la *broſſe longue* en remontant & en deſcendant, juſqu'à ce que l'eau paroiſſe claire. On lave ainſi le canon, le tendon, le boulet, le paturon, le fanon. A l'égard de l'articulation du paturon, il eſt eſſentiel, ſur-tout dans ſa partie poſtérieure & à l'endroit où tombe le fanon, de la tenir extrêmement nette; la craſſe y ſéjourne plus facilement qu'ailleurs, & c'eſt à l'obſtruction des pores & à l'interception de la tranſpiration occaſionnée par cette craſſe que l'on doit le plus ſouvent attribuer les maladies cutanées qui s'y manifeſtent.

Les jambes de derriére doivent être lavées de même en appuyant & en preſſant l'*éponge* contre le jarret, cette méthode eſt préférable à celle de laver les jambes avec l'*éponge* ſeule & l'on conçoit que la *broſſe longue* doit nétoyer bien plus exactement.

Il faut encore peigner & laver les crins. On jette l'eau qui étoit dans le ſeau, on le rince & on y en remet de la nouvelle; après quoi on nétoye avec l'*éponge mouillée* & que l'on a eu grand ſoin de bien laver, les yeux, les joues & une portion du chamfrain. On reprend de l'eau avec cette même *éponge*, on mouille fortement le toupet, & ſur le champ on le peigne avec un *peigne de corne* & non de bois, ceux-ci étant plus ſujets à ſe caſſer, à ſe fêler & par conſéquent à arracher les crins qui entrent & qui s'arrêtent dans les fentes ou dans les joints des caſſures.

Le toupet étant peigné, on doit paſſer à la criniére. On l'éponge d'abord à fond dans toute ſon étendue & dès la racine. On reprend de l'eau & à mesure qu'on mouille de nouveau les crins d'une main en commençant depuis la nuque, on les démêle & on les peigne de l'autre en descendant auprès du garot. On les renverse ensuite, c'est-à-dire, que ces mêmes crins sont jettés du côté opposé à celui sur lequel ils tombent ordinairement. On les humecte encore dès leur origine, en passant l'*éponge* sur la partie supérieure de l'encolure & dans toute sa longueur. On frotte avec force, & tandis qu'une main est occupée à les mouiller, l'autre est employée à peigner dans le sens où ils ont été jettés. On les met ensuite dans le sens où ils doivent être, & on les peigne & on les éponge de la même façon.

Ceux de la queue n'exigent pas moins de soins. Lorsqu'elle est sale on prend un sceau par l'anse, on l'éleve de maniére à y faire baigner tous les crins; on les frotte & on les froisse entre les deux mains depuis le bas jusqu'en haut, jusqu'à ce qu'on en ait enlevé toute la saleté. On les prend ensuite en une seule & même poignée à un demi-pied près de leur extrémité, on les peigne & on les démêle toujours en remontant insensiblement jusqu'au tronçon.

L'huile d'olive est excellente pour aider à les débrouiller, le savon pour les décrasser. Selon le besoin on enduira ses mains de l'une ou de l'autre de ces matiéres, & on frottera la queue aussitôt après, ainsi qu'on l'a fait quand elle a été baignée dans le seau. Il faut encore mouiller l'*éponge*, en exprimer l'eau sur le tronçon en peignant & en descendant jusqu'en bas, & sans oublier que chaque coup de peigne doit être précédé de l'action d'éponger.

Le pansement sera terminé en lavant les fesses

& le fondement & en étuvant les testicules & le fourreau. Cette derniére précaution est d'une importance extrême. Pour laver le fourreau, on trempe l'*éponge* dans l'eau, on la presse fortement & on l'insinue autant qu'il est possible dans cette partie garnie pour l'ordinaire d'une humeur sebacée très-fétide aussi épaisse & presqu'aussi noire que du cambouis, & qui souvent est en si grande quantité que l'animal ne peut tirer le membre pour uriner.

Enfin on passera exactement l'*époussette* sur toutes les parties mouillées & on la coulera sur tous les crins de l'encolure & de la queue, à l'effet de les sécher autant qu'il sera possible. En hiver on doit moins mouiller qu'en été ; mais il est important de faire attention à ce que des palfreniers ou des cochers paresseux ne mouillent tout le corps des chevaux au lieu de les panser avec l'*étrille*, ce qui n'arrive que trop fréquemment, & ce qui, réduisant toute la crasse en une espèce de croute adhérente au tégument, obstrue totalement les pores & suspend ou intercepte toute transpiration cutanée.

L'animal doit être ensuite conduit à sa place. On ôte le filet ou le mastigadour, auquel on substitue le licol qui doit être à double sous-gorge si le cheval est enclin à se délicoter, & dans le cas ou ce licol n'obvieroit point à cet inconvénient, on ajouteroit deux longes très-déliées qu'on attacheroit, d'une part, à la partie supérieure des montans de ce même licol & qui, de l'autre, passeroient dans le surfaix destiné à maintenir les couvertures.

Les meilleures & les plus convenables sont celles de toile; elles s'étendent sur le corps & l'encolure de l'animal au moyen d'une criniére qu'on y adapte. Les couvertures de laine hérissent & mangent le poil, & les demi-couvertures n'entretiennent pas comme les autres une tranſpiration égale dans toute la ſuperficie. L'animal étant couvert, on en curera les pieds & on les dégagera de tous corps qui ſe ſeroient introduits entre l'ongle & le fer, ainſi que des ordures dont la cavité du pied pourroit être remplie. On mettra dans cette même cavité une ſuffiſante quantité de terre-glaiſe à l'effet de tenir l'ongle humide, & on graiſſera le ſabot autour de la couronne avec l'onguent de pied. (*Voy. les formules médicinales de la matiére médicale*, *p.* 214.) A l'égard de ceux de derriére, l'aridité n'en eſt pas auſſi à craindre, attendu l'urine & la fiente dans laquelle ils ſéjournent.

Quelques cochers font brûler au ſurplus quelques brins de paille; ils en jettent la cendre dans l'huile & en oignent l'extérieur de l'ongle, ce qui lui donne un luiſant, un éclat & une couleur ſatisfaiſante. Ils devroient toujours être munis de ces *cure-pieds anglois* qu'on porte facilement avec ſoi & qui conſiſtent en un crochet très-recourbé, emmanché par charniére à un anneau de fer, la charniére ayant ſur le derriére un terme qui limite l'ouverture du crochet juſqu'à ce que les deux parties les plus voiſines de cette même charniére s'aboutiſſent en ligne droite; ſon nœud étant pour cet effet rejetté totalement en dedans, & le crochet lorſqu'il eſt fermé embraſſant avec juſteſſe une portion de l'anneau muni d'un bouton creuſé pour recevoir la pointe de ce même crochet.

Lorſqu'un cheval eſt en ſueur, on lui abat l'eau avec le *couteau de chaleur*. On tient ce couteau avec les deux mains & de façon qu'on en appuie le tranchant ſur les parties du corps de l'animal qu'on doit racler avec force. On commence par l'encolure & on ramene toujours l'eau du côté du garot. De-là on ſuit les épaules, les bras, les avant-bras, les jambes & l'entredeux de ces parties. On ne tient ſon inſtrument d'une main ſeule que lorſqu'il ne ſeroit pas libre de l'employer autrement. On le paſſe enſuite depuis le dos & les reins juſques ſous le ventre où l'eau ſe raſſemble, & le long du ventre & de la poitrine depuis le fourreau juſqu'au poitrail pour l'abattre entiérement.

On en uſe de même relativement à la partie ſupérieure de la croupe, à ſes parties latérales, aux hanches, aux feſſes, aux cuiſſes extérieurement & intérieurement, aux jambes, &c. après quoi on bouchonne fortement le cheval. On le couvre avec ſoin. On le met au maſtigadour & on l'attache de maniére qu'il demeure la croupe tournée à la mangeoire, juſqu'à ce qu'après un certain eſpace de temps on entreprenne de le panſer.

Pour faire la queue, on l'empoigne dès le tronçon & on coule, en l'empoignant toujours, la main juſqu'en bas & juſqu'à l'endroit où on ſe propoſe de couper les crins. Cette même main doit deſcendre en ſuivant une ligne aplomb & ſans ſe porter ni à droite, ni à gauche. Lorſqu'elle eſt parvenue au lieu convenable, on la ſerre exactement & on la retourne de ſorte que l'extrémité des crins ſe préſente au palfrenier qui coupe toute cette même extrémité excédente. La hauteur de la queue eſt ordinairement fixée à la hauteur du fanon.

A l'égard de la criniére, on ne la coupe aux chevaux qui ont tous leurs crins que de la largeur d'un doigt préciſément à l'endroit où repoſe le deſſus de la têtiére du licol.

Les chevaux dans leſquels cette partie eſt trop chargée, demandent qu'on leur en arrache des crins, ce qui ſe fait en tortillant autour du doigt ou d'un morceau de bois l'extrémité de ceux qu'on ſe propoſe d'arracher.

Les grands poils des lévres doivent être coupés ; & il en eſt de même de ceux qui croiſſent au menton, à la barbe & qui ſont parſemés aux environs des naſeaux. On arrache ceux qui ſe montrent au-deſſous de la paupiére inférieure.

Pour faire les oreilles, on met l'animal dans une poſition dans laquelle ſa tête eſt à portée de la main, & l'on coupe à petits coups de ciſeaux le plus près qu'on peut le poil qui borde ces parties tant en dehors qu'en dedans ; on tiendra parfaitement égale la bordure que l'on trace, & la largeur de cette bordure doit être de toutes parts d'environ trois lignes. Quelques perſonnes ſe ſervent d'un raſoir au lieu de ciſeaux après avoir ſavonné l'oreille.

On fait le poil aux jambes trop garnies de poils avec des ciſailles ou pinces à poil. On l'arrache en l'étageant de maniére qu'il ne paroiſſe pas qu'on en ait ôté.

Toutes les fois que des chevaux viennent de l'eau, on doit la leur avaler des quatre jambes avec les deux mains, & toutes les fois qu'ils rentrent, on doit les nétoyer de la boue dont elles ſont chargées avec l'*éponge* & la *broſſe*, ou avec le *balai*; les maîtres ne ſauroient trop recommander cette pratique à leurs cochers, ſur-tout dans la capitale dont la boue eſt toujours épaiſſe, noire & très-cauſtique. Nous ne voyons pas auſſi que l'on y faſſe un grand uſage des bains de riviére qui cependant ſont très-capables de fortifier les membres & auxquels les perſonnes dont le domicile eſt voiſin de la ſeine devroient ſouvent avoir recours pour leurs chevaux. Quant à l'habitude où l'on eſt de faire paſſer les chevaux à l'eau après les avoir courus & mis en nage, elle ſeroit certainement très-préjudiciable ſi on les y tenoit long-temps & ſi on n'en prévenoit les ſuites funeſtes, d'une part en exigeant d'eux une allure très-prompte & très-preſſée dans leur retour à l'écurie, & de l'autre en leur abattant l'eau avec le *couteau de chaleur* & en les bouchonnant fortement enſuite, toute action précipitée hâtant le mouvement du ſang & l'eſpèce de friction qui réſulte du bouchonnement ne pouvant qu'ouvrir les pores reſſerrés par l'aſtriction de l'eau, augmenter la chaleur de la peau & y rétablir l'évaporation néceſſaire.

Enfin tous les ſoirs on repaſſera dans l'anneau de la mangeoire la longe du licol qu'on a attachée le matin aux fuſeaux du ratelier, afin que les chevaux puiſſent ſe coucher. On mettra une couche de paille fraîche ſur l'ancienne litiére, & on ne fera jamais cette même litiére trop en arriére; elle n'y eſt que trop rejettée par le cheval; il ne faut pas qu'elle outrepaſſe la pince des pieds de derriére.

72. Alimens. Cette maſſe énorme dont les premiers linéamens, par des moyens ſupérieurs à tous les efforts de l'intelligence humaine, ſont dûs à une ſimple goute de liqueur lancée dans l'antre utérin lors de l'accouplement, n'eſt parvenue au point où nous la voyons que conſéquemment à des mixtes alimenteux qui en font, pour ainſi dire, toute la ſubſtance.

Une aſſimilation conſtante d'une infinité de ſucs transformés en une liqueur douce, capable de réparer & de compenſer les pertes ſans ceſſe occaſionnées par des organes deſtructifs de la machine & en même-temps néceſſaires à ſon exiſtence, eſt ſans doute une des plus parfaites actions de la nature. Elle a lieu dans tout ce qui a vie, dans l'omnivore, dans le carnacier, dans le granivore, dans l'herbivore & même dans les végétaux ; mais dans ceux-ci ce n'eſt pas pluſieurs ſucs qui comme dans les animaux forment un ſeul fluide preſqu'homogène, c'eſt un ſeul ſuc preſqu'uniforme d'où réſulte une variété étonnante de plantes, les unes améres, les autres aromatiques, les autres douces & qui ſelon les changemens qu'il éprouve lors de ſon exaltation, de ſon élaboration & à meſure de ſa marche dans les différentes parties, fournit une quantité de ſucs divers.

Nous ne ſcruterons point ici le merveilleux de ces opérations, & nous ne nous étendrons pas ſur la prévoyance admirable avec laquelle les inſtrumens de la digeſtion ont été combinés d'après la nourriture propre de chaque animal, nous nous propoſons ſimplement de parler de celle qui convient au cheval. La plus ordinaire & la plus univerſelle dans ce royaume eſt le *foin*, la *paille de froment* & l'*avoine*.

73. Le *foin* eſt plus ou moins bon, ſuivant le terrein qui le produit. La qualité de celui des bas près eſt toujours très-inférieure à celle du *foin* cueilli dans les prés élevés. Celui qui eſt vaſé, qui eſt ſemé ou mêlé de joncs & de leches ne vaut rien. Celui qui eſt très-fin, très-délicat & très-ſubſtantiel a un inconvénient ; les chevaux qui y ont été accoutumés refuſent tous autres *foins* qui leur ſont préſentés, ils dépériſſent inſenſiblement quand ils ſont forcés de ſe nourrir de ceux-ci & ne ſe rétabliſſent qu'après en avoir contracté une longue habitude. C'eſt ce qui arriveroit à l'homme qui paſſeroit ſubitement des plus excellens mêts à un ordinaire frugal & même d'une vie diſſolue à un excès d'abſtinence & de ſageſſe. On ne doit jamais au ſurplus leur donner que le *foin* de la premiére récolte, le regain ne convient qu'aux chevaux de

Alimens ſolides.

vil prix ou bêtes de ſomme, aux bœufs, aux vaches, &c. &c. Celui qui eſt nouveau n'eſt bon qu'autant qu'il a été renfermé trois ou quatre mois dans les fenils (*a*); quand il n'a pas eu le temps de ſuer, il ſuſcite, à raiſon de ſa fermentation dans l'eſtomac, c'eſt-à-dire, dans un viſcére pourvu lui-même de ſucs fermenteſcibles, de très-violentes maladies. Un *foin* trop vieux n'a plus de ſubſtance, ni de goût, il tombe comme en pouſſiére ſous la dent de l'animal lorſque le beſoin le plus preſſant le ſollicite à en manger & il fait ſur lui la même impreſſion qu'un *foin* poudreux qui altére ordinairement le flanc, quelque précaution que quelques-uns aient de le ſecouer & de le mouiller car l'agitation ne le rend pas plus net & l'eau ſert pour ainſi dire, à fixer la pouſſiére ſur chaque brin. Un *foin* trop court ſe deſſéche trop promptement, il n'eſt point en général auſſi alimenteux que celui qui eſt long, néanmoins il en eſt d'une très-bonne nature & que les chevaux dévorent. Les qualités de cette eſpèce de fourrage dépendent au ſurplus de celles des plantes qui lui ſont aſſociées : la *pimprenelle des prés*, les *paquerettes*, les *chiens-dents*, les deux eſpèces de *prêle*, la *ſarriette*, le *tuſſilage*, la *ſcabieuſe*, la *petite chélidoine*, le *trefle des prés*, le *ſain-foin*, les eſpèces d'*orchis*, le *carvi*, la *jacée noire*, la *pédiculaire*, la *graſſette des prés*, &c. &c. ſont autant de plantes bienfaiſantes & appétiſſantes. Si le *foin* ainſi compoſé eſt fauché dans ſa juſte maturité, c'eſt-à-dire, avant qu'il ait ſéché ſur pied, & s'il eſt fané dans un temps ſec & favorable, il formera pour l'animal une nourriture très-ſalutaire.

(*a*) Si l'on met dans les greniers du foin mouillé, non-ſeulement il pourrit & ſe change en fumier, mais il eſt à craindre qu'il ne s'embraſe plus ou moins ſourdement & que le feu ne conſume le bâtiment qui le contient.

Un mêlange des efpèces de *pentaphilloïdes*, de *linaire*, d'*aulnée*, d'*euphraife*, de *cordamine*, de *daucus*, de *jacobée*, d'*eupatoire*, de *lifimachie*, de *dent de lion*, de *pouliot*, de *fcordium*, de *prime-vere*, de *leche*, de *juncago*, de *fcabieufe des bois*, de *mouffe terreftre*, de *trefle fauvage jaune*, de *jonc fleuri*, &c. &c. fait un *foin* d'une qualité très-inférieure au premier.

Enfin toutes les efpèces de *tithimales* telles que l'*amygdalin*, le *réveil-matin*, le *verruqueux*, la *petite efule*, l'*efule*, l'*épurge*, &c. &c. la *gratiole*, la *ptarmique*, les *perficaires*, les différentes *renoncules*, telles que la *douve*, la *flammeche*, la *graminette*, la *lierrée*, la *grenouillette*, la *fcelerate*, la *renoncule âcre*, &c. &c. font autant de plantes qui confondues avec les bonnes détériorent totalement ce fourrage & le changent en une nourriture finon mortelle, du moins très-nuifible & très-malfaifante.

Il eft facile d'ailleurs de comprendre l'impoffibilité dans laquelle nous ferions de fixer d'une maniére pofitive les fubftances végétales d'où peuvent réfulter les différens dégrés d'excellence des prairies, attendu que, d'une part, ces fubftances ne font pas toujours exactement les mêmes dans les divers pays, qu'il en eft de particuliéres qui y font propres & plus communes, qu'elles y différent très-fouvent par leurs qualités, & que, d'un autre côté, ce n'eft que d'après l'expérience la plus réfléchie que l'on peut décider de leurs effets, car toutes les décompofitions, toutes les analyfes par lefquelles on tenteroit d'en découvrir la nature, enfanteroient beaucoup de raifonnemens fur les principes qu'elles contiennent & dans lefquelles elles fe réfolvent, & ne nous inftruiroient pas davantage de leurs actions fur les folides & les fluides du corps animal. Quoi qu'il en foit, le *foin* fur lequel on doit arrêter le plus ordinairement son choix est en général celui dont les parties fibreuses, ou vasculaires, à peine altérées dans le conduit alimentaire, puisque la fiente du cheval ne présente que des filamens combustibles, ne sont ni trop déliées, ni trop fortes, dont la couleur n'offre point un verd noir ou brun, ou trop de blancheur & dont l'odeur enfin n'a rien de fétide & que d'agréable, &c. &c.

L'*avoine* donne de la force & de la vigueur à l'animal. La meilleure est celle qui est noire, pesante, luisante, bien nourrie, & non mêlangée de mauvaises graines que certaines plantes y déposent, telles que celles de *colsas*, de *coquelicot*, de *psillium*, de *cordamine*, de *percepierre*, de *sénevé*, d'*oribanche*, de *nielle* qui dégoûtent inévitablement l'animal. Celle qui n'est pas parvenue à son dégré de maturité est aqueuse, flatueuse, peu nourrissante. On doit encore faire attention qu'elle n'ait pas souffert d'altération dans le champ ou dans le grenier : dans le champ, si après avoir été fauchée ou abattue & y avoir été étendue pour lui donner le temps de javeler au moyen de la pluie ou de la rosée qui gonflent & affermissent les grains dans leur épi, elle a souffert une pluie trop abondante & de longue durée de façon qu'elle soit en partie pourrie & en partie germée : dans le grenier, si par la négligence qu'on a eue de la remuer, elle a fermentée & s'est échauffée, car dès-lors ses principes se développent, une portion de son sel volatil s'exhale, son huile devient acide, rance, fétide, & elle tombe dans une espèce de putréfaction capable de donner aux chevaux, s'ils la mangeoient, toutes les maladies qui sont le produit d'une nourriture corrompue.

La *paille de froment* est un excellent aliment, lorsqu'elle lorsqu'elle est blanche, menue, fourageuse, c'est-à-dire, associée à de certaines plantes telles que la *gesse*, la *fumeterre*, le *pied de licon*, la *perce-feuille*, le *grateron*, le *Mélilot*, la *bourse à pasteur*, la *percepierre*, &c. &c. & lorsqu'elle n'a point été couchée, les bleds étant sur pied, mais il ne faut pas en donner beaucoup quand elle est nouvelle, car elle provoque des tranchées. On doit certainement la préférer, quand on le peut, à celle qui est grossiére & noire, celle-ci étant plus dure, moins capable de réparer les déperditions animales, & assez souvent ayant une odeur qui répugne au cheval.

Je ne sais pourquoi on ne suit pas plus généralement en France (du moins dans les pays & les provinces où la *paille* est fine & déliée,) l'exemple des Allemands qui ont soin de la hacher (*a*) & qui

(*a*) L'instrument dont ils se servent à cet effet est nommé *hachoir* ou *coupe-paille*. Il est composé de trois planches, formant entr'elles une sorte de goutiére sans inclinaison qui diminue de largeur & de hauteur en approchant de l'extrémité où se réunit toute la mécanique de la machine. Sa longueur est d'environ trois pieds & demi; sa plus grande largeur intérieure d'un pied; la plus petite de sept à huit pouces. La paroi du fond a neuf lignes d'épailleur. Les parois latérales faites chacune de deux piéces dans leur longueur en ont autant dans quelques parties, & n'en ont que six dans d'autres; leur plus grande hauteur est d'environ dix pouces, & la plus petite de huit. Leur extrémité la plus étroite est entr'ouverte par une mortaise, qui la traverse de part en part parallelement à sa rive perpendiculaire, & à trois pouces de cette rive. Cette mortaise, qui a environ six pouces de hauteur sur huit ou neuf lignes de largeur, est armée d'une platine de fer qui en garnit tout le contour, & qui est arrêtée par des cloux. Ces deux mêmes parois sont maintenues dans leur position perpendiculaire sur celle du fond, par une piece de fer, figurée comme l'embrasure d'une porte quarrée & cintrée par le haut, le cintre excédant leur hauteur d'environ trois pouces, & cette piéce, dans ce qui forme les montans & la traverse inférieure, est arrasée avec l'intérieur de la paroi du fond & des parois latérales, auxquelles elle est réunie par deux cloux à vis qui les traversent dans leurs angles. On doit observer que dans celle des deux parties des parois qui est la plus grande, la plus longue & la plus mince, les fils du bois sont couchés; dans l'autre qui est à peu près quarrée, les fils du bois sont debout. Celle-ci d'un tiers environ plus épaisse est fortifiée

en font la principale nourriture de leurs chevaux. Ils la donnent ainsi sans mêlange. Aux heures de la distribution de l'avoine ils la mêlent avec ce grain qui en devient moins échauffant, & ils ont toujours la précaution de mouiller légérement le tout pour éviter que le cheval n'en écarte pas & n'en perde pas par son souffle la plus grande partie. Dans une disette considérable de *foin* nous éprouvâmes avec succès cette méthode. Nous faisions hacher une très-légére quantité de ce fourrage avec la *paille*, & nous formâmes un mêlange admirable pour le bon entretien de nos chevaux qui

par trois petites bandes de fer. Deux d'entr'elles sont attachées à une de leurs extrémités, par la même vis qui attache & qui tient les montans de l'embrasure de fer, & suivant paralellement au fond & à la rive supérieure, toute la largeur de la portion à peu près quarrée, elles vont de l'autre part se terminer sur celle qui a le plus de longueur. La troisiéme bande garnit l'épaisseur de ces portions, & sur cette même épaisseur sont fixés deux goujons, l'un à l'extrémité postérieure, & l'autre à un tiers de longueur à compter de cette même extrémité, lesquels servent à maintenir chacun un linteau, ou une traverse qui repose sur la rive supérieure de chaque paroi. Quant aux bandes, elles sont clouées d'espace en espace, & elles affermissent tous les assemblages. Ces assemblages sont deux tenons avec languette entre deux pour la partie de la paroi latérale qui porte la mortaise, & de simples languettes pour ce qui concerne l'autre partie qui est unie non-seulement à la premiére, mais au fond & à une emboëture qui termine l'extrémité la plus large des parois des côtés. Cette emboëture est légérement cintrée en dehors; elle est assemblée par tenon avec la paroi du fond; une petite bande de fer, clouée sur l'épaisseur & supérieurement, en rend impossible la séparation d'avec les parois latérales, qui dans une partie de leur longueur se ressentent du trait d'arc ou du cintre léger dont j'ai parlé.

Cette goutiére, ainsi composée, est élevée d'environ un pied & demi, à chaque extrémité, sur deux pieds assemblés à peu près comme ceux des trétaux ordinaires. Ceux de l'extrémité antérieure sont assez larges pour être refendus dans une portion de leur longueur, par une mortaise d'environ neuf lignes, parallele à leurs rives antérieures & qui en est distante d'environ autant de lignes. L'un de ces pieds n'est entr'ouvert que pour recevoir l'extrémité d'une lame de bois, dont l'autre extrémité doit jouer & mouvoir de haut en bas dans la mortaise du pied qui répond au premier. Celle-ci peut parcourir ainsi un arc d'environ 45 dégrés. Cette même lame est jumelée & sa jumelle joue extérieurement. Elles sont l'une & l'autre assemblées, d'une part, par un boulon à vis & écrou à oreilles qui les traversent ainsi que le pied, & qui devien-

nous montroient chaque jour beaucoup plus de vigueur, d'haleine & de légéreté.

L'unique but que l'on doive se proposer est de maintenir l'animal en chair, car il ne doit être ni trop gras ni trop maigre. La difficulté d'apprécier la quantité convenable de ces différens alimens naît de ce qu'elle ne peut être envisagée comme dangereuse & nuisible en elle-même & absolument. Elle n'est telle que relativement au sujet qui s'en nourrit, c'est-à-dire, relativement aux diverses forces motrices des corps & des parties solides. Ce qui excede dans quelques individus est modéré dans d'au-

tient le centre de leurs mouvemens, & de l'autre, c'est-à-dire, à leur extrémité mobile, par un autre boulon semblable, qui les traverse encore, & qui passe en même-temps dans l'œil d'un grand couteau, à peu près pareil à ceux dont les boulangers font usage & dont ils coupent le pain. Le manche de ce couteau, dont la lame a environ deux pieds de longueur, n'offre rien de différent, si ce n'est qu'il est un peu plus incliné en contre-bas. Je remarque, au surplus, que les jumelles excédent la machine d'environ sept ou huit pouces, à compter du boulon qui tient le couteau; que les boulons sont distans de l'un à l'autre d'environ un pied huit pouces, & que le centre du mouvement des jumelles est éloigné d'environ un pied deux pouces de la paroi inférieure de la goutiere.

Derriére les deux pieds antérieurs est placée une pédale. Elle est assemblée mobilement par l'une de ses extrémités, dans la partie inférieure du pied opposé au côté sur lequel se présente le manche du couteau; son autre extrémité déborde de six pouces environ l'aplomb de la machine. De cette pédale & dans le lieu qui répond à l'aplomb du milieu, s'éleve une chaînette terminée par une lame percée de plusieurs trous, laquelle traverse un palonnier qui y est fixé par le moyen d'une goupille, que l'on peut mettre, selon le besoin, dans les uns ou dans les autres de ces mêmes trous, tandis que de chaque extrémité du palonnier part une tringle qui s'y assemble à crochet, & qui percée dans son bout supérieur, reçoit un boulon à écroux qui passe dans les mortaises des parois latérales, & qui traverse en même-temps une piéce de bois qui remplit exactement la largeur de la goutiére en cet endroit. Cette piéce de bois a environ huit pouces de longueur; elle est traversée dans son épaisseur qui est d'environ un pouce & demi, non dans sa moitié, car sa partie antérieure se trouve avoir un pouce & demi de moins que sa partie postérieure. Sa portion inférieure doit présenter antérieurement un plan parallele à la paroi du fond de la goutiére, & postérieurement un plan recourbé en contre-haut, tel, à peu près, que celui qu'offre à nos yeux la proue d'un bateau. Enfin sur l'épaisseur des parois latérales, à environ trois pouces de l'extrémité antérieure, sont fermement & inébranlablement attachées, par anneau, deux chaînes de

tres, or ce n'est que par une exacte attention aux effets de la nourriture même la plus appropriée qu'on peut juger de la proportion qui en rend la quantité innocente, suffisante ou préjudiciable. Tel cheval mange beaucoup & se nourrit moins que celui qui mange peu, parceque selon la force des organes digestifs, il peut se former plus ou moins de chile d'une plus ou moins grande quantité d'alimens & que quoiqu'ils renferment en eux-mêmes un suc louable, la nutrition en dépend moins que de leur parfaite dissolution dans le ventricule. Nous

fer d'environ un pied de longueur, lesquelles sont reçues par leur autre extrémité, dans deux autres anneaux fixement arrêtés à la traverse d'un rateau de fer. Les dents de ce rateau, au nombre de cinq, ont environ six pouces de longeur. Sa traverse est moins longue d'environ un pouce & demi que la goutiére n'est large; elle porte un manche d'environ neuf à dix pouces de longueur dans la direction des dents.

Placez dans la goutiére une certaine quantité de paille de froment que vous y coucherez dans sa longueur, & qui ne débordera antérieurement que d'environ deux lignes. Engagez-en une extrémité, du côté qui doit déborder, sous la piéce de bois qui est mobile au moyen du boulon qui la perce & qui passe dans les mortaises des parois latérales; appuyez fortement le pied gauche sur la pédale qui répond de chaque côté au boulon, à l'effet d'abaisser cette même piéce & de comprimer vivement la paille engagée; saisissez en même-temps le manche du couteau avec votre main droite; tirez-le à vous, & pressez médiocrement en contre-bas, il en résultera un mouvement composé dans la lame; les jumelles qui la portent seront en effet d'une part sollicitées à s'élever & à la laisser courir suivant sa longueur, tandis que l'impression & l'appui de la main lui donneront la facilité & la puissance de couper la paille offerte à son tranchant, puissance néanmoins qu'elle ne peut avoir qu'autant qu'elle rasera exactement dans son chemin la rive extérieure de l'embrasure de fer, qui n'est polie avec soin que pour que cette même lame ne soit point offensée à chaque coup de main de l'ouvrier. Chacun de ces coups étant donnés, ce même ouvrier dont la main gauche sera saisie du manche du rateau & qui aura eu l'attention d'en tenir les dents légérement en arriére, renversera ce manche en cessant toute compression sur la pédale & portera dès-lors la paille en avant proportionnément à la saillie qu'elle doit avoir en dehors pour être coupée. Il appuiera ensuite de nouveau sur la pédale & usera du couteau comme il l'a fait auparavant. C'est ainsi que l'on peut préparer à l'animal une nourriture très-saine. Il est quelques pays où les hachoirs, ou hache-paille sont armés de plusieurs couteaux, par le moyen desquels on hache une plus grande quantité de paille ensemble, &c. &c. il en est où l'on a imaginé des cylindres armés de couteaux, &c. &c.

voyons maints chevaux voraces toujours maigres; ils mâchent peu; or une des conditions de la bonne digeſtion eſt la maſtication & un mêlange abondant de la ſalive avec les alimens dont elle eſt le premier & le vrai diſſolvant, l'activité de cette liqueur, lorſqu'ils en ſont pénétrés, mettant l'eſtomac en état d'en achever & d'en conſommer la diviſion. Les premiéres voies dans ces ſortes de chevaux ainſi que dans ceux en qui ce viſcére eſt débile ſoit à raiſon de leur conſtitution naturelle, ſoit à raiſon de quelques dérangemens, ſoit à raiſon enfin d'un âge avancé ſont toujours farcies de crudités qui s'annoncent ou par des borborygmes, ou par des gonflemens ou par des déjections fréquentes ou fétides & ſemées de fourrages & ſurtout de grains mal digérés, ou par des maladies plus ou moins ſérieuſes & plus ou moins funeſtes.

Outre ces conſidérations, il faut avoir égard à la taille de l'animal. Si l'on accorde chaque jour à un cheval de caroſſe de la taille de cinq pieds & qui eſt aſſujetti à un exercice continu ni trop, ni trop peu violent, une botte de *foin* du poids de 9, 10, 11 ou 12 livres, deux bottes de *paille* du poids de 9, 9 $\frac{3}{4}$, 10 livres & trois quarts de boiſſeau d'*avoine* meſure de Paris, on doit en moins donner au bidet ou au cheval de ſelle, & ſi les uns & les autres jouiſſent d'un long repos ou ſont tenus à une fatigue plus forte, dans le premier cas on diminue la ration & dans le ſecond on l'augmente, en n'oubliant pas néanmoins que la ſurabondance des alimens les plus convenables eſt plus pernicieuſe que la mauvaiſe qualité quand ceux-ci ſont donnés modérément, & en proportionnant cette même ration, toujours d'après l'étude & l'obſervation du tempérament, ſur la ſomme du travail auquel on soumet les animaux ou sur la somme des pertes à compenser.

Toute regle générale qu'on voudroit établir pour la fixation du poids & de la quantité de la nourriture des chevaux souffriroit encore une infinité d'autres exceptions. Non-seulement, par exemple, le *foin* les amollit & les rend lourds & paresseux, mais il avale le ventre de ceux qui ont quelque disposition à ce défaut, il en altére le flanc, & si les poumons qui sont le premier & le principal instrument de la sanguification ont quelque débilité naturelle, ou ont essuyé des dérangemens à raison d'une cause quelconque, la circulation pulmonaire deviendra toujours plus difficile à proportion que le cheval mangera plus ou moins de cet aliment; les sucs abondans qu'il fournit ne seront jamais assez élaborés dans ce viscére; il agit à la vérité vivement sur eux pour leur donner la qualité d'un fluide animal, mais aussi ils réagissent fortement sur lui; s'ils offrent plus de résistance qu'il n'a de force, ils le surchargent, & c'est ce que nous voyons dans les chevaux en qui ce fourrage hâte les progrès de la pousse, c'est-à-dire, de l'asthme, & qui souvent éprouvent des crises qui tiennent de la suffocation, lorsque cette nourriture ou même toute autre leur a été prodiguée. Comme elle est très-alimenteuse on en donne en plus ou moins grande abondance à ceux qui sont étroits de boyaux & à peine en accorde-t-on quelques poignées à ceux dont on suspecte le flanc, &c. &c.

Quelqu'ordinaires que soient les bons effets de l'*avoine*, elle nuit à des chevaux malades, à des chevaux échauffés; la quantité en seroit préjudiciable à des chevaux trop jeunes, à des chevaux ardens & coléres dont il est toujours dangereux d'agiter puiſſamment les liqueurs & qu'il faut au contraire tempérer, en mêlangeant le grain qu'on leur donne avec du *ſon de froment*, ou bien avec de l'*orge gruée*, s'il s'agit non-ſeulement de calmer, mais de ſoutenir l'animal.

Perſonne n'ignore que le *ſon* qui n'eſt autre choſe que l'écorce du blé écraſé par la meule eſt d'un uſage très-familier dans la médecine vétérinaire & dans le régime qu'elle preſcrit. Il forme un aliment très-rafraîchiſſant & d'une très-facile digeſtion. Nous le préſentons au cheval ſain, ou malade, ſec ou mouillé ſelon les cas, & ſouvent au lieu de le mêler avec l'*avoine* dans l'intention de modérer la chaleur qu'elle pourroit provoquer, outre l'ordinaire en grain délivré ſoir & matin, nous en diſtribuons une meſure à midi ſuivant les indications. Du reſte cette nourriture ſeule avec le fourrage ne ſuffiroit point à l'entretien du cheval qui travaille, c'eſt une ſorte de diette à laquelle nous le ſoumettons quand la ſanté en eſt altérée, mais il eſt important de s'aſſurer que cet aliment ne ſoit point vieux & d'une odeur fétide & dégoûtante, car les chevaux le refuſeroient ainſi que l'eau blanche (*Voyez la mat. med. art. 168 des form. medicin.*) ſi nous faiſions celle-ci avec du *ſon* pareil, ou ſi nous ne la renouvellions pas avant qu'elle fût aigrie.

Quant à l'*orge en grain*, celui qui eſt pur, compact, peſant & plein eſt celui qu'on doit préférer. Il faut rejetter celui qui eſt ridé, ſpongieux, léger & petit, & n'en faire uſage que long-temps après la moiſſon & quelque-temps après qu'il a été concaſſé, afin de donner à l'humeur viſqueuſe qu'il contient le temps de s'atténuer ou de s'évaporer. Son écorce extérieure ou ſa farine eſt en quelque ſorte dénuée de la faculté de nourrir & relâche au contraire l'animal. Les Espagnols en font, pour ainsi dire, le principal aliment de leurs chevaux ; sans doute que cette plante a d'autres propriétés en Espagne ; en France ses tuyaux ou sa paille ne sont livrés qu'aux bœufs & aux vaches. Une personne qui ne voulant admettre aucune distinction relative aux divers pays, en ce qui concerne les qualités des productions végétales, & s'obstinant à nourrir un beau cheval espagnol avec de l'*orge* sous le prétexte qu'il étoit habitué plutôt à ce *grain* qu'à l'*avoine* se trouva forcé d'y renoncer, après l'avoir vu attaqué d'une fourbure des plus violentes & telle que l'occasionneroit l'*avoine* elle-même à tout cheval qui en mangeroit inconsidérément.

Le *grain de froment* produiroit la même maladie, il échauffe d'ailleurs beaucoup l'animal. L'usage dans lequel quelques personnes sont d'en donner tous les matins une jointée avant de faire boire les chevaux étroits de boyaux, ou de mêlanger cette jointée avec la ration d'*avoine* destinée à de vieux chevaux dont l'estomac est affoibli, ne doit pas néanmoins être condamné. Dans ce dernier cas un mêlange d'une jointée de féverolles n'est pas moins efficace. Quant au *grain de seigle*, on l'emploie plutôt comme médicament que comme aliment, & la *paille* de cette espèce de bled est consommée pour la litiére.

Il seroit à désirer que l'on examinât avec plus d'attention & plus de lumiéres qu'on ne l'a fait jusqu'à présent les véritables résultats d'une nourriture composée des plantes dont on forme les prairies artificielles. Ces plantes ont le mérite d'une production plus abondante que celle des prés naturels, mais ce mérite ne peut avoir de réalité qu'autant que ces alimens seront aussi sains & aussi salutaires que ceux que nous faisons manger habituellement. Un arpent de terre commune produit annuellement environ ſept mille cinq cent livres peſant de *luſerne* (a); de-là pluſieurs perſonnes ont conclu ſans autre réflexion que rien n'eſt plus avantageux que la culture de cette plante vivace; il nous ſemble qu'avant d'en ſemer de vaſtes champs, il auroit été plus prudent de tenter des eſſais pour s'aſſurer de ſes effets ſur des animaux dont un grand nombre a été d'abord ſacrifié, parceque l'on ignoroit, du moins dans de certaines provinces dénuées de prairies, la néceſſité de les accoutumer inſenſiblement & par gradation à ce genre de nourriture. La diſpenſation en a été d'abord inconſidérée. La *luſerne* donnée en verd, ſeule, ſans mêlange, ſans diſcrétion, avant l'épanouiſſement des boutons à fleurs, couverte de roſée ou mouillée par la pluie, & non flétrie par le ſoleil, a occaſionné de ces eſpèces de tranchées qui accompagnent ordinairement de fortes indigeſtions; on a vu des chevaux & des bœufs enfler ſur le champ, leur ventre météoriſé d'une maniére extraordinaire, les uns périr faute de ſecours & les autres par le défaut de connoiſſance du remède convenable. Le mêlange qu'on en a fait enſuite avec l'*herbe* ordinaire des prés, ou la *paille de froment*, ou le *ſain-foin* n'a pas eu des ſuites plus heureuſes; les animaux ſe ſont gorgés de ce fourrage & les mêmes accidens ſe ſont montrés. Ce n'a été qu'après avoir eſſayé d'en donner d'abord en très-petite quantité qu'on eſt parvenu à le faire manger avec quelque ſuccès & ſans danger; l'eſtomac du cheval & ceux des animaux ruminans s'y ſont habitués peu à peu & avec le temps; la ration de ce mêlange a été portée enfin par chaque vingt-quatre heures paſſées dans les écuries, les

(a) Medica major, Erectior, floribus purpureis. Medicago ſativa.

étables & les bergeries, jusqu'à vingt-quatre livres pesant pour de fortes jumens de trait poulinières & pour des vaches de la haute espèce; à dix-huit livres pour celles de la petite espèce & pour des jumens de légére taille; & à deux livres & demie trois livres pour les bêtes à laine. Il a augmenté le lait de ces différentes femelles exemptes de toute espèce de travail & il a même servi au rétablissement de plusieurs chevaux, bœufs & mulets qui tomboient dans un amaigrissement total, cependant il ne convient pas également à tous & sur-tout à ceux en qui les fibres ont naturellement trop de force & d'élasticité, qui surabondent en sucs louables, dont la constitution est sanguine, dont le caractère est vif & ardent, &c. &c.

Il en est de même de cette plante présentée à ces animaux sous la forme d'un fourrage sec qui employé aussitôt après la fenaison produit des effets encore plus sinistres que le *foin* donné avant qu'il ait sué. On la mêlange avec une égale quantité de *paille* & on en proportionne la ration à la force, à la taille de l'animal, aux travaux qu'on exige de lui, à la qualité de cette herbe plus ou moins substantielle selon la nature du terrein auquel elle est dûe, & plus ou moins fine & plus ou moins appétissante selon qu'elle a été semée plus ou moins serrée; quand les tuyaux vasculaires en sont gros, ils sont très-durs, nourrissent peu & sont le plus souvent rebutés & dédaignés par les bestiaux. Trente livres (*a*) pesant de ce mêlange ont suffi à la nourriture du plus fort cheval de tirage, l'*avoine* lui étant retranchée dans le repos, & une seule demi-ration de ce grain lui étant accordée lors du travail. Vingt livres ont nourri amplement des chevaux de monture de la grande taille. Vingt-sept

(*a*) Nous parlons ici des plus fortes rations.

livres dont douze de cette herbe mêlée avec quinze livres de *paille* ont entretenu dans l'étable des bœufs de la grande espèce auxquels dans le temps des labours on a retranché la *paille* qu'on a remplacée par environ vingt livres de *foin.* Les bœufs de médiocre taille, les jumens, les vaches qui allaitoient ont été tenus à un tiers moins de cette même ration ; enfin cent cinquante livres pesant de cette même plante & une égale quantité de *paille* ont entretenu cent bêtes à laine des plus fortes. Il est même nombre de personnes qui n'ont pas craint de faire manger ce fourrage pur à leurs bestiaux, à raison de trente livres pour chaque fort cheval & de vingt-quatre livres pour chaque bœuf, mais l'expérience leur a appris, ainsi qu'à ceux qui ont voulu suppléer à la mesure ordinaire d'*avoine* par sept ou huit livres de cette herbe hachée, qu'un aliment pareil est toujours très-dangereux. La gale, le farcin, les eaux, la fourbure, la gras-fondure, de vives tranchées accompagnées de tenesmes, la redondance du sang & tous les désordres que peut occasionner la plethore en ont été les résultats. Cette plante, en un mot, bien loin d'être rafraîchissante, comme quelques-uns l'ont imaginé, souleve toujours la masse, & la certitude de cet effet est telle que le lait des vaches, des jumens & des chevres qui s'en sont nourries agite cruellement les personnes qui en prennent & leur occasionne des insomnies & mille inquiétudes.

Le *sain-foin* (*a*) ou *saint-foin*, ou *foin sacré*, selon les anciens qui l'appelloient ainsi, peut-être à raison de sa fertilité dans des terreins secs & même stériles, & attendu la propriété qu'il a d'amender & de nétoyer des fonds de peu de valeur & semés de mauvaises herbes, peut-être plutôt encore à

(*a*) Onobrychis quibusdam flore pallido, vel polygalon.

raison de l'utilité de cette plante pour la nourriture des bestiaux, n'est pas d'un usage absolument aussi périlleux. Il pourroit être néanmoins funeste, s'il leur étoit donné pur & sans un mêlange de *paille*, encore ne doit-il être administré ainsi qu'à des animaux qui travaillent. C'est un aliment très-nourrissant & très-échauffant, soit que les tiges en aient été fauchées avant l'épanouissement des fleurs, soit qu'elles l'aient été quand les fleurs existoient, soit enfin qu'elles aient été coupées entre fleurs & graines. Il procure un lait abondant aux femelles qui ont mis bas ou qui nourrissent. La ration en doit être en général très-petite & très-médiocre, autrement il susciteroit les mêmes maux que la *luzerne* donnée sans ménagement & sans association aucune. La graine de cette plante excite au surplus les poules à une ponte fréquente.

On cultive encore en particulier différentes sortes de *treffles*.

Le *treffle* ou *triolet* des prés (*a*) dont l'abeille recherche avidement la fleur est très-propre à l'engrais des chevaux & autres bestiaux. On le fait consommer en verd dans les écuries, dans les étables ou sur pied, mais seulement lorsque les boutons à fleurs sont formés, car avant d'avoir acquis ce dégré de maturité il ne composeroit qu'un aliment médiocre. S'il est mouillé par la rosée ou par l'eau de pluie ou par les brouillards, il fermente dans l'estomac des animaux & donne lieu à des indigestions & à des tranchées semblables à celles que l'on a à redouter de l'usage de la *luserne*. Ces accidens se manifestent aussi dès les premiers temps où l'animal est mis à cette nourriture; il en est si friand qu'il la dévore, & c'est sa voracité & la quantité qu'il en mange qui produisent les dou-

(*a*) Trifolium pratense purpureum. Trifolium pratense.

leurs dont il eſt atteint, auſſi ne doit-on lui en laiſſer prendre d'abord que très-modérément. Cette herbe n'eſt pas moins galactophore que celles dont nous venons de parler, mais pluſieurs perſonnes ont remarqué qu'elle eſt ſouvent nuiſible à la truye qui porte, qu'elle en détruit les fruits ſoit par avortement, ſoit en les faiſant périr dans le ventre même de la mére, tandis qu'après le part non-ſeulement elle ceſſe d'être contraire à celle-ci, mais elle eſt très-ſalutaire aux nouveaux-nés par la qualité & la quantité du lait qu'elle fournit à la femelle qui les allaite. On ne doit point l'amonceler pour la donner en verd. Il en eſt comme de l'*orge*, elle eſt très-ſujette à s'échauffer, auſſi ne la range-t-on & ne la diſtribue-t-on qu'en très-petits paquets. C'eſt au ſurplus le *tremene* des Normands, qui en font manger la premiére pouſſe en herbe & qui réſervent le ſecond produit pour l'hiver. Ce *foin* exige les mêmes précautions que l'adminiſtration de la *luſerne*, & la ration peut en être portée au même poids toujours ſelon les diverſes conſidérations ſur leſquelles on doit ſe régler.

Ce *treffle* eſt moins ſucculent que le *grand treffle* d'Hollande. Un arpent de terre ordinaire ſemé de ce même *grand treffle*, produit ſept mille cinq cent peſant de fourage ſec & dans un terrein ſupérieur la production en eſt double. Un particulier (1) habitant à Frépillon, village à quatre lieues de Paris, le donne en vert avec ſuccès depuis pluſieurs années à des chevaux qu'on lui envoie dans l'intention de les rétablir; il l'adminiſtre en vert de la même maniere que nous adminiſtrons le vert d'*orge*. On ſait que celui-ci eſt auſſi utile à de jeunes chevaux qu'il ſeroit contraire à

(a) M. Pelletier.

des chevaux pouſſifs, farcineux, morveux & trop avancés en âge. On le donne pendant un mois ou ſix ſemaines & avant qu'il ait épié ; quand *l'épi eſt ſorti du fourreau*, il provoque la fourbure. On a ſoin de le couper avant que la roſée ſoit diſſipée; il eſt certain qu'il n'en purge que mieux l'animal. On le lui diſtribue continuellement poignée par poignée & l'on obſerve de tremper au même inſtant chacune de ces poignées dans un ſeau d'eau. Mettre une plus grande quantité de cette herbe devant lui, c'eſt vouloir la perdre, il la fane par ſon ſouffle & la dédaigne. On doit faire attention auſſi que la proviſion qu'on en fait pour la journée ne ſoit pas trop ſerrée dans un même tas, l'herbe s'échaufferoit elle-même ; on la range encore de façon qu'elle ſoit droite & la pointe en haut, & on l'arroſe de temps en temps. Trois jours après que le cheval eſt à ce vert, on lui ouvre la jugulaire ; cette ſaignée plus ou moins légère empêche qu'il ne devienne fourbu, & cette nouvelle nourriture produit alors tout l'effet qu'on en attend. L'animal eſt copieuſement évacué par le fondement. Inſenſiblement cette évacuation ceſſe & n'a plus lieu. Il engraiſſe, ſon poil devient toujours plus vif & ces ſignes ſont, ainſi qu'un flux très-abondant d'urine, la preuve la plus certaine du mérite & de l'efficacité de l'aliment. Quelques perſonnes donnent chaque jour une once de foie d'antimoine dans du ſon ; on peut ne pas les imiter en ce qui concerne l'antimoine dont on peut différer l'adminiſtration juſqu'à ce que le cheval ſoit remis au ſec, temps auquel il convient d'en fixer la doſe à demi-once mêlée avec quatre-vingt grains d'œthiops minéral à donner pendant huit ou dix jours comme vermifuge ; mais il eſt très-bon de ne pas épargner un demi boisseau de *son* sec ou mouillé, selon les cas. Doit-on au reste nécessairement se dispenser de panser de la main les chevaux qui sont au vert & de relever la litiere ? Cette question n'est pas du nombre de celles dont l'expérience peut donner la solution ; elle parle également en faveur de ces deux sentimens. Le vert n'opere pas moins en effet dans l'un & dans l'autre cas, & nous croyons dès-lors que la propreté seroit préférable. Ceux qui proscrivent le pansement, s'étayent sur la plus forte déperdition qu'il pourroit occasionner dans un temps où l'animal souffre des évacuations considérables ; mais s'il est prouvé par le fait, que l'action de panser n'a jamais nui en pareille circonstance, nous ne voyons pas pourquoi on ne le bouchonneroit pas au moins fortement une ou deux fois par jour. A l'égard de l'espèce de fange dans laquelle on le laisse communément, il n'est d'autre motif de ce procédé que celui de se ménager un fumier plus fait & plus pourri, & il est aisé de sentir combien ce même procédé peut être nuisible.

Quoi qu'il en soit la dispensation des deux espéces de *treffle* dont il s'agit, soit en vert, soit en fourrage sec, doit être à peu près la même, ainsi que je l'ai dit, que celle de la *luserne* ; on doit cependant être certain que le *grand treffle* d'Hollande forme plus de sucs que les autres.

Il feroit sans doute superflu de rechercher ici les autres simples tirées du milieu des plantes agrestes pour en composer encore des prairies actices ; nous ne parlerons point aussi des divers mêlanges récoltés dans les pays qui sont dans la disette de fourrages naturels, tels que le *bisail* (*a*), la *dravie* ou la

(a) Mêlange d'avoine & de pois de vesce semés au printemps.

dragée (*a*), l'*houara* (*b*), l'*hivernage* (*c*) &c. &c. &c. Il est inconteſtable qu'ils ne ſont réellement propres qu'aux chevaux qui ont été habitués dès l'enfance à une pareille nourriture, & que l'eſtomac des autres s'y accoutume plus ou moins difficilement & dans un eſpace de temps plus ou moins long, ſelon la qualité des alimens dont l'uſage dans le cours de leur vie a précédé ceux-ci.

A l'égard des herbages ordinaires dans leſquels on jette quelquefois les chevaux faits, ils ne ſont nullement convenables à ceux en qui la limphe pécheroit par trop d'épaiſſiſſement, dont l'habitude du corps ſeroit ſpongieuſe &c. &c. en général ils rendent les liqueurs tenaces & viſqueuſes, ils relâchent les fibres & les affoibliſſent, la preuve en eſt dans les poulains qui ayant été trop long-temps dans les pâturages & mis au ſec trop tard, forment des chevaux ordinairement débiles & pareſſeux, ainſi que dans les bœufs & autres animaux tenus conſtamment à cette nourriture molle; ſi elle les engraiſſe, les ſucs viſqueux qu'elle engendre, les diſpoſent à la plus grande partie des maladies dont nous les voyons attaqués, & qui conſiſtent le plus ſouvent dans des obſtructions fréquentes des viſcères vaſculeux tels que le foie, la rate, les poumons, &c.

(*a*) Mêlange de treffle & de pois de veſce donnés en vert ou deſſéchés.

(*b*) Mêlange de treffle ou de luſerne & de pois de veſce, ou de féves, ou d'avoine, ou de bled, ou de lentilles. Quelquefois toutes ces herbes ſont mêlées, quelquefois il n'en eſt que quelques-unes.

(*c*) Mêlange de pois de veſce & d'avoine auquel on joint la quantité d'un boiſſeau de bled par arpent. On ſéme le tout au mois d'Octobre, de-là le nom d'hivèrnage.

Ces différentes récoltes artificielles ſont en uſage dans pluſieurs Provinces & plus particuliérement dans la Picardie, dans le Boulonnois, dans le Calaiſis, en Artois, dans la Flandre tant Françoiſe qu'Autrichienne, &c. &c.

On

On peut mettre à l'herbe des chevaux dans la même intention que l'on a quand on croit devoir leur donner le vert, c'est-à-dire, pour les rafraichir, pour les purger, pour les rétablir, pour les remettre en chair, &c. &c. Les y laisser toute l'année, c'est en assurer le dépérissement & les maintenir dans un état de foiblesse qui ne leur permet pas de résister au plus léger travail. Du reste l'herbe nouvelle convient parfaitement à ceux qui sont sujets à des embarras dans les reins, à des ardeurs d'urine, à la dysurie, à la strangurie, aux tranchées qui les suivent, &c. &c. elle a dès les premiers momens de son jet ou de sa croissance un caractère savonneux qui la rend très-salutaire en pareilles circonstances & même efficace contre le calcul. On observe souvent que les bœufs nourris dans l'étable & que l'on tue l'hiver, ont des pierres dans le foie, dans la vesicule du fiel, dans les conduits biliaires & même dans la vessie (*a*), & quelquefois dans l'urethre; on n'en trouve que très-rarement dans ceux qui ont d'abord été jettés dans les pâturages.

74. Les alimens liquides ne sont pas moins nécessaires que les alimens solides à l'entretien de la vie de l'animal. L'eau en est la boisson ordinaire. Alimens liquides.

Il seroit assez difficile de concilier les idées d'A-

(*a*) Le 9 Mai 1762, M. de Varennes de Champfleury m'envoya de la part du Bureau d'Agriculture de la ville de Clermont-Ferrand en Auvergne, un Mémoire à consulter sur un calcul arrêté dans l'urethre d'un bœuf âgé d'environ huit années, & qui lui avoit causé la mort. Ce calcul pesoit quatorze grains suivant ce même mémoire. La vessie en contenoit plusieurs de la forme du plomb mis en grenaille pesant en tout quarante-deux grains; ceux-ci me furent remis dans un bocal. Au premier aspect chacun de ces petits calculs paroissoient métalliques; la couleur en étoit brillante & semblable à de l'or. Nous avons plusieurs exemples de pareilles pierres trouvées dans les reins de ces animaux, on y en a rencontré d'argentées. Les calculs que je reçus de M. de Varennes sont actuellement dans le Cabinet d'histoire naturelle de M. de la Tourette, Conseiller en la Cour des Monnoies de Lyon. Nous aurons occa-

ristote & celles que nous nous sommes formées des effets que ce fluide produit dans les corps animés. Selon ce Philosophe, les chevaux & les chameaux boivent l'*eau trouble & épaisse* avec plus de plaisir & d'avidité que l'eau claire. La preuve sur laquelle son opinion est appuyée est l'action de ces animaux qui, dit-il, la battent & la troublent eux-mêmes. Il ajoute que l'eau chargée de particules hétérogènes les engraisse, parceque *dès-lors leurs veines se remplissent davantage*.

Nous devons opposer ici l'expérience à l'autorité. Présentez au cheval de l'eau trouble, inodore & sans mauvais goût & de l'*eau* parfaitement limpide, il s'abreuvera indifféremment de l'une & de l'autre : conduisez-le dans une riviere, s'il est véritablement altéré, il boira sur le champ & ne battra l'eau que lorsque sa soif sera suffisamment étanchée. Permettez-lui dans ce moment de l'agiter avec l'un ou l'autre de ses pieds antérieurs, si on ne l'en détourne pas, il s'y couchera bien-tôt infailliblement : enfin offrez à celui-là même qui brûlera de la soif la plus ardente une *eau* salé, brouillée & fétide, il la dédaignera absolument : or il paroît qu'ici *Aristote* a attribué mal-à-propos à un animal qu'il appelloit d'ailleurs *Philolutron*,

sion dans le cours de nos travaux de faire connoître de très-excellentes réflexions qu'il nous communiqua alors à ce sujet : le public ne doit point être privé des choses utiles que souvent la modestie des personnes vraiment éclairées lui cache & lui dérobe.

Quelque-temps après le Bureau d'Agriculture établi à Saint-Etienne-en-Forest nous consulta sur un même fait. A l'ouverture d'un bœuf on avoit trouvé à peu près dans le milieu du canal de l'urethre un calcul rond, légérement aplati, dur, très-lisse & de couleur métallique. Le paysan auquel appartenoit ce bœuf prétendoit en avoir perdu un quatre années auparavant de la même maladie, on vit dans son urethre deux pierres semblables, mais de grosseurs inégales. Ce même Bureau observe dans son mémoire *que les bœufs qui charrient loin de leur domicile & qui vivent de foin sec y sont plus sujets que ceux qui pâturent dans les prairies*.

Philydron, pour exprimer l'amour naturel qu'il a pour l'*eau*, une intention qui n'eſt point réelle, & il eſt, ce ſemble, plus raiſonnable de penſer que dans l'inſtant où il bat l'eau, ainſi que nous l'avons dit, ce n'eſt nullement pour la troubler, mais uniquement pour la faire rejaillir ſur lui, ce qui eſt même démontré, puiſqu'il eſt commun de le voir s'y plonger inceſſamment après ; le Philoſophe ſe ſeroit donc moins éloigné de la vraiſemblance en imputant nuement ce mouvement à l'inſtinct & au goût qu'il avoit reconnu lui-même dans le cheval.

C'eſt ſans doute ce même goût qui le ſollicite & qui l'engage à plonger plus ou moins profondément ſa tête dans l'auge ou dans le ſeau qui contient ſa boiſſon. Cette action qu'on n'apperçoit en lui que lorſque ſa ſoif n'eſt pas fort preſſante, a encore occaſionné de nouveaux écarts. *Pline* en a conclu que *les chevaux trempent les naſeaux dans l'eau quand ils s'abreuvent*. *Jérôme Garembert*, queſt. 45, prétend qu'*ils y plongent la tête juſqu'aux yeux*, tandis que les ânes & les mulets *hument du bord des lèvres*. Il eſt certain que le cheval hume en bûvant ainſi que l'âne & le mulet, & qu'il n'eſt aucune différence entr'eux à cet égard : or l'action de humer qui n'eſt autre choſe que celle d'attirer & d'*inſpirer* en quelque maniére le liquide, ne pourroit s'exécuter de la part de cet animal, ſi ſes naſeaux baignoient dans l'eau, parce qu'en même-temps qu'il en rempliroit la cavité de ſa bouche, il en attireroit inconteſtablement autant dans ſes foſſes naſales, l'action d'inſpirer par cette premiere cavité, aidée d'ailleurs ici par la preſſion de l'air externe ſur l'*eau* & celle d'inſpirer par les ſecondes, étant évidemment ſimultanées, & l'on comprend dès-lors qu'il ne pourroit qu'en être ſuffoqué. C'eſt aussi conséquemment à cette inspiration inséparable de l'action de *humer* que l'on est obligé de *couper* ou de *rompre* de temps en temps l'eau à l'animal, sur-tout à celui qui, pressé du besoin le plus grand, boit à perte d'haleine & tout de suite, aux risques de s'étouffer entiérement.

L'opinion dans laquelle on a été que l'eau trouble engraisse le cheval & lui est infiniment plus salutaire que toute autre, n'est pas moins à rejetter. Il seroit en effet très-difficile de découvrir la sorte d'élaboration à la faveur de laquelle des corpuscules terrestres & grossiers aideroient à fournir un chile balsamique & propre à une assimilation d'où résulteroit une homogénéité véritable. Non-seulement le fluide aqueux extrait les parties les plus utiles des alimens, il dissout les humeurs visqueuses, il entretient la fluidité du sang, il tient tous les émonctoires convenables ouverts, il débarasse tous les conduits & facilite merveilleusement la transpiration insensible, mais sans son secours la nutrition ne sauroit être parfaitement opérée, il est le véhicule qui porte le suc nourricier jusques dans les pores les plus tenus des parties : or il suit de cette vérité que les seules *eaux* bienfaisantes seront celles qui, légères, pures, simples, douces & limpides, passeront avec facilité dans tous les vaisseaux excrétoires, & nous devons penser que celles qui sont crues, pesantes, croupissantes, inactives, terrestres & impregnées, en un mot, de parties hérérogènes grossieres, formeront une boisson d'autant plus nuisible, qu'elles ne se frayeront qu'avec une peine extrême une route à travers les canaux déliés qu'elles doivent parcourir, & qu'elles ne parviendront jamais à leurs extrémités sans y causer des obstructions. Il faut avouer néanmoins, eu égard à la constitution de l'animal, à la force de ses organes digestifs, au genre d'alimens dont il se nourrit, &c. que celles-ci ne lui seront point aussi pernicieuses qu'à l'homme; on ne doit pas cependant faire moins d'attention aux différentes qualités de celles dont on l'abreuve. Les eaux trop vives suscitent de fortes tranchées, des gonflemens considérables dans les parotides; les eaux de neige provoquent assez communément une toux violente, un engorgement considérable dans les glandes maxillaires & sublinguales ainsi que dans les glandes lymphatiques amoncelées à la partie supérieure de l'auge; elles excitent en même-temps dans les jeunes chevaux un flux considérable par les naseaux d'une humeur plus ou moins épaisse & d'une couleur différente & plus ou moins foncée; les eaux croupissantes le plus souvent chargées de sels âcres & caustiques de la même nature que la plupart des plantes qui naissent dans des étangs, suscitent des maladies plus ou moins graves, des fiévres putrides, malignes, pour l'ordinaire épisootiques; les eaux de puits dans de certaines maisons & dans certains quartiers de Paris produisent une infinité de maladies cutanées, &c. &c.

Le temps & la maniere d'abreuver ces animaux, sont encore des points qui intéressent essentiellement sa conservation.

On ne doit jamais & dans aucune circonstance les faire boire quand ils sont échauffés par un exercice violent. L'effet de l'eau froide sur un sang raréfié est de le condenser & de l'épaissir, de crisper & de roidir les parties solides, d'arrêter & de suspendre les excrétions les plus salutaires, & souvent de donner lieu à des maux qui conduisent inévitablement à la mort. L'heure la plus convenable pour les abreuver est celle de huit ou neuf heures du matin & de sept ou huit heures du soir. En été on les abreuve avec raiſon trois fois par jour, & alors la ſeconde doit être fixée environ cinq heures après la première. Il eſt vrai qu'eu égard aux chevaux qui travaillent & aux chevaux qui voyagent, un pareil régime ne ſauroit être exactement conſtant & ſuivi; les chevaux de manege dans pluſieurs académies bien réglées ne boivent qu'une heure ou deux après la fin des exercices, le ſoir on les abreuve à ſept heures & toujours avant de leur donner l'avoine.

Il eſt nombre de perſonnes qui ſont dans l'uſage d'envoyer leurs chevaux boire à la riviere, contre le ſentiment de *Xenophon* & ſuivant l'avis de *Camerarius* dont nous n'avons garde de nous éloigeer, pourvu que l'eau de la riviere ſoit bonne & ſalubre, que l'on ſoit aſſuré de la ſageſſe des perſonnes qui les y conduiſent, qu'on ne les y mène pas dans le temps le plus âpre de l'hiver, & qu'on ait l'attention à leur retour non-ſeulement d'avaler l'eau dont leurs quatre jambes ſont mouillées, mais de leur ſécher parfaitement l'ongle en l'eſſuyant. Quant à ceux qui abreuvent l'animal dans l'écurie, ils doivent en hyver avoir grand ſoin de faire boire l'eau ſur le champ auſſi-tôt qu'elle eſt tirée & avant qu'elle ait acquis un degré de froid conſidérable. Dans l'été au contraire il eſt indiſpenſable de la tirer le ſoir pour le lendemain matin & le matin pour le ſoir du même jour à l'effet de lui faire perdre le degré de froid qu'elle avoit. Vainement le même *Camerarius* très-diſtant du ſentiment d'*Ariſtote* ſur l'eau trouble, invective-t-il les palefreniers qui offrent à leurs chevaux de l'eau qui a ſéjourné dans un vaſe, par cette ſeule raiſon qu'elle a été expoſée à la chûte de pluſieurs ordures, & veut-il qu'elle ſoit tirée nouvellement & préſentée auſſi-tôt à l'animal, les ſuites funeſtes d'une pareille méthode observée dans les temps de chaleur, n'ont malheureusement que trop prouvé la sévérité avec laquelle elle doit être proscrite. Il est possible cependant de parer & d'obvier à la froideur de l'eau & à sa trop grande crudité en y trempant les mains ou en y jettant du son, ou en l'exposant au soleil, ou en y mêlant une certaine quantité d'eau chaude, ou en l'agitant avec une poignée de foin, &c. &c. & c'est ce que l'on doit nécessairement faire lorsqu'en été l'on ne peut avoir que de l'eau tirée sur le champ du puits.

Comme nous n'avons eu nul intérêt de nous assurer de la durée du temps pendant lequel le cheval pourroit se passer de boire, nous ne saurions contredire le fait avancé par *Aristote*, qui fixe ce même espace de temps à quatre jours; tout ce que nous savons, c'est qu'il est des chevaux qui boivent naturellement moins les uns que les autres; il en est aussi qui boivent trop peu & ceux-ci sont non-seulement assez communément étroits de boyaux, mais le défaut en eux de proportion dans les parties liquides & solides du sang rend ce fluide peu propre à traverser librement les plus petits vaisseaux de la machine, de-là les stagnations dans les canaux déliés des différentes parties, les dispositions des viscéres à s'obstruer, des reflux de sucs impurs dans la masse, enfin nombre de maladies chroniques dont on démêle rarement la génération & la cause, parcequ'on n'a jamais réfléchi sur la nécessité & sur les effets véritables de la boisson. Il est encore des chevaux que le dégoût & la fatigue empêchent de s'abreuver, on réveille en eux le desir de boire par quelques poignées de foin, par différentes sortes de masticatoires, &c. &c.

Si la disette d'alimens liquides est réellement pernicieuse, celle des alimens solides ne l'est pas moins. L'abstinence outrée nuit à l'entretien des forces, & elle est encore plus contraire aux chevaux maigres & foibles. En général la faim dissout les parties gélatineuses du sang & de la lymphe, elle rend la transpiration languissante par la diminution du volume du sang qui demeure bien moins pur dans ses vaisseaux & qui contracte bien-tôt, ainsi que toutes les humeurs animales livrées alors comme ce fluide à leur sort, une acrimonie méchanique, d'où l'on voit combien il est dangereux de sortir de ce juste milieu si cher à la nature en se portant ou du côté de l'excès ou du côté de la diminution dans la quantité. Nous ajouterons que celle du fourrage qui doit être distribué ne doit l'être qu'à plusieurs reprises & qu'autant que l'on présume que les précédentes rations ont eu le temps d'être digérées; une forte quantité d'alimens prise toute à la fois ne peut jamais être élaborée exactement, elle surcharge infailliblement le ventricule & les sucs préposés à leur dissolution ne sauroient être rassemblés en même-temps en assez grande abondance pour l'opérer; d'une autre part une première digestion manquée ne se répare ni dans la seconde ni dans la troisiéme, & le séjour dans le viscère des premiers alimens non travaillés comme ils auroient dû l'être, y forment des crudités, occasionnent des vents, des gonflemens & deviennent une source de différens maux, de fiévres, &c. &c. Or il convient de diviser le poids de la nourriture à donner, en plusieurs portions & de régler aussi d'après ces observations les heures de la distribution. Il est des chevaux dont les organes digestifs ont moins de force, d'autres en qui ces mêmes organes ont une activité surprenante, les heures pour ceux-ci devroient donc être plus rapprochées que pour les premiers. Au ſurplus cette aſſignation d'heures déterminées & conſtantes quand elle eſt poſſible, contribue évidemment à la ſanté de l'animal & à la durée de ſa vie. Celle de la plûpart des chevaux de manège n'eſt auſſi longue que par l'exactitude du régime qu'on leur fait obſerver, & telle eſt la force & l'empire de l'habitude, que la nature accoutumée dans des inſtans fixes à l'exécution de telles fonctions, eſt preſſée comme par un beſoin réel & indiſpenſable de s'y livrer de nouveau dès le retour de ſemblables inſtans; c'eſt ainſi qu'à l'heure ordinaire où on abreuve & où on départ le fourrage & l'avoine, ces animaux henniſſent, s'agitent, battent du pied & s'abandonnent à une multitude de mouvemens, qui annoncent auſſi ſurement que l'horloge la plus juſte la révolution du moment. Nous conviendrons cependant que cette fixation n'eſt pas une condition ſi abſolue, que tout cheval ne puiſſe ſans elle exiſter bien portant; nous en voyons une très-grande quantité non aſſujettis à cette loi & ſatisfaire à de forts travaux, & d'ailleurs on pourroit dire que ce n'eſt pas ſans danger que l'homme & l'animal contractent de longues habitudes, puiſque ces habitudes ſont une ſeconde nature qui ſe trouve bleſſée du moindre changement, mais tous les chevaux & tous les hommes ne ſont pas ſi ſains & ſi robuſtes que tous genres de vie quelconques & ſucceſſivement variés puiſſent leur être indifférens.

75. Les attentions qu'exige le cheval de la part du voyageur ſont en grand nombre. 1°. Il s'agit quelque temps avant d'entreprendre la route de le mettre en haleine en le faiſant promener deux ou trois heures par jour, pour le diſpoſer ainſi inſenſiblement à fournir avec aiſance le chemin qu'il doit faire. 2°. Les premières journées doivent être Soins du cheval en voyage.

courtes ſauf à les augmenter peu à peu, ainſi que la doſe du fourrage & du grain; car ceux qui dans l'eſpérance de fortifier l'animal & de le rendre plus capable de réſiſter à la fatigue, lui prodiguent tout-à-coup l'avoine, manquent preſque toujours leur but: l'animal s'en dégoûte, le refus qu'il en fait le prive totalement du moyen de maintenir ſa vigueur & ſes forces diminuent & ſont abattues par degrés. 3°. Ou l'on fait ſa journée entière d'une traite & ſans débrider, ou on la partage entre le matin & le ſoir. Le premier de ces partis nous ſemble préférable. Le temps le plus propre à l'exercice eſt en effet celui où la digeſtion eſt achevée & qui précede le repas; le chile ayant porté dans le ſang auquel il s'eſt mêlé quantité de matieres excrémenteuſes, le mouvement & l'action en déterminent l'évacuation par les porés, le ſuc gaſtrique en eſt auſſi plus dépuré & l'appetit eſt inévitable; dès qu'au contraire la marche & la fatigue ſuccedent immédiatement à la nourriture, la digeſtion en eſt le plus ſouvent troublée & n'eſt jamais auſſi parfaite que ſi le corps eût joui d'une certaine tranquillité; d'ailleurs le cheval qui finit & qui acheve ſa journée de bonne heure, a plus de temps pour ſe rafraîchir & ſe repoſer; au ſurplus quand on ſe propoſe de cheminer le matin & le ſoir, on doit s'arranger de manière que l'animal exécute dans la première de ces parties du jour le tiers de la marche qu'il a à faire. Il eſt encore très-eſſentiel d'éviter les heures des grandes chaleurs de l'été; la combinaiſon d'un air trop chaud avec un mouvement continuel enflamme la maſſe, force la tranſpiration & épuiſe néceſſairement la machine. 4°. A meſure que l'on approche du lieu où l'on a projetté de s'arrêter, l'allure de l'animal doit être rallentie; un cheval qui a chaud en arrivant peut être saisi d'un refroidissement subit dont les suites sont des inflammations plus ou moins graves, des fièvres, des morfondures, des fourbures, &c. &c. Si cette sage précaution étoit demeurée inutile, & si l'animal est en sueur, on le proménera, on le tiendra à une action douce & lente pour donner à cette sueur le temps de se dissiper sans danger; car le froid n'est jamais à craindre tant que le corps est en action. On pourroit encore le débrider, le mettre au mastigadour, le desseler, abattre l'eau avec le couteau de chaleur, l'épousseter, le bouchonner, laver avec une éponge imbibée d'une eau propre & lympide ses yeux, ses naseaux, ses lèvres, le fondement, le fourreau, ces parties étant pour l'ordinaire chargées d'une quantité de poussiere confondue avec la sueur. On le couvre ensuite avec de la paille fraîche qu'on assujettit par le moyen d'un surfaix ou d'une couverture, lorsqu'on est à portée d'en avoir une, & toutes ces opérations qui ont pour objet de parer à la constriction des pores & de prévenir la suppression de la transpiration doivent avoir lieu dans l'écurie ou dans un lieu quelconque tempéré & à l'abri de tout air vif qui contrarieroit ces vues. On souffle ensuite quelques gorgées de vin dans la bouche & dans les naseaux, & bien loin de bouchonner les jambes selon la coutume pernicieuse des valets d'écurie, qui dès-lors attirent & font affluer les humeurs sur ces parties, on les lave avec de l'eau fraîche qui repercute ces mêmes humeurs naturellement trop portées à s'y jetter, & qui ne peut que fortifier les membres. 5°. On ne débride pas ordinairement les chevaux qui ne sont que légérement échauffés, on les dégourme, on les attache par les rênes de la bride aux fuseaux du ratelier, on fait absolument net devant eux, soit dans le ratelier, soit dans l'auge.

On les laiſſe ainſi pendant une heure & au-delà ſans manger, après avoir néanmoins deſſerré les ſangles, ôté la croupiere, débouclé le poitrail & gliſſé une certaine quantité de paille fraîche ſous les panneaux de la ſelle. Il eſt nombre de perſonnes qui les débrident ſur le champ & qui leur font délivrer auſſi-tôt une ration d'avoine, mais nous penſons qu'il eſt bien plus convenable de donner aux humeurs agitées le temps de ſe calmer, l'eſtomac n'en ſépare que mieux les ſucs utiles du grain. 6°. Après un repos ſuffiſant, on donne une certaine quantité de foin, on abreuve l'animal lorſqu'il l'a mangé en plus grande partie, ou plutôt ſi l'on apperçoit que la ſoif éteigne en lui l'apétit de ce fourrage, & quelque temps après on lui donne l'avoine; mais il eſt important d'examiner toujours le genre & la qualité de ces différentes nourritures. 7°. Les pieds exigent une attention ſérieuſe & conſtante. On doit les viſiter en arrivant & en partant. En arrivant il faut les faire nétoyer ſoigneuſement avec le cure-pied des pierres, des graviers & de la terre qui pourroient y ſéjourner; on doit en remplir la cavité de terre-glaiſe ou de crotin mouillé, & oindre la couronne avec du cambouis ou l'onguent de pied décrit (*mat. med. pag. 214.*) Quand ces parties ſont douloureuſes, chaudes & que le cheval feint & ne les appuie pas franchement ſur le terrein, il faut néceſſairement le déferrer pour en mieux examiner l'état. 8°. Le ſoir il doit être attaché de manière qu'il puiſſe ſe coucher aiſément. La longe ou les longes de ſon licol doivent pour cet effet avoir une longueur proportionée, cette longueur étant exceſſive, il pourroit s'enchevêtrer pendant la nuit. 9°. Le mords de bride doit être lavé chaque fois qu'on l'ôte de la bouche de l'animal, lorſqu'on y laiſſe croupir la ſalive en écume, elle contracte une fétidité qui précipite l'animal dans le plus grand dégoût. Quant à la ſelle, ſes panneaux étant imbus & mouillés de ſueur, doivent être expoſés au ſoleil pour y ſécher, & il faut avant de ſeller de nouveau le cheval les battre avec une gaule à l'effet d'en rompre la dureté & de leur ôter une roideur capable de le bleſſer, toute contuſion, toute écorchure, toute plaie ſur le corps & dans le lieu ſurtout où porte & repoſe la ſelle, quelques peu dangereuſes qu'elles puiſſent être en elles-mêmes, mettant le cheval hors de ſervice pour la route.

10°. Dès qu'on ne peut ſe diſpenſer d'être extrêmement difficile ſur le choix des eaux dont on l'abreuve, relativement à leur nature & à leurs qualités, la queſtion de ſavoir s'il convient mieux de le faire boire en chemin que d'attendre d'être arrivé au gîte, doit être bien-tôt décidée. Ceux qui inclinent pour le premier de ces uſages alleguent que ſi l'animal eſt en ſueur en atteignant l'hôtellerie, on eſt un temps conſidérable ſans pouvoir lui préſenter la boiſſon, que la ſoif l'empêche de manger, & qu'une heure ou deux étant écoulées on eſt obligé de le faire repartir ſans qu'il ait pu prendre le moindre aliment liquide & ſolide; mais ſi l'on ſe conforme au régime que nous avons indiqué ci-deſſus, on n'éprouvera certainement pas un pareil inconvénient, & d'ailleurs quels ſeront les moyens de juger ſainement des eaux que l'on rencontrera en cheminant, l'inſpection ſeule ne peut en donner que de très-foibles notions? La prudence exige donc qu'on n'abreuve jamais les chevaux de la première eau que l'on découvre; il vaut inconteſtablement mieux différer juſqu'à ce que l'on ſoit parvenu au lieu où l'on s'eſt propoſé de s'arrêter; les habitans inſtruits par l'expérience des eaux plus ou moins ſalubres à l'animal diſſiperont toute inquiétude & l'on ne ſera nullement expoſé au danger d'abreuver l'animal d'un fluide mortel tel que celui que roulent de petites rivieres & de petits torrens dans leſquels nul cheval ne boit qu'il ne ſoit atteint de fortes tranchées & même d'autres maladies plus ou moins aiguës. Nous remarquerons encore que quoique l'action de l'animal qui marche ſoit moderée & n'imprime au dehors aucune marque de chaleur exceſſive, néanmoins une répétition continuelle de mouvemens, ſuſcite toujours une agitation intérieure pendant laquelle une boiſſon ſurtout très-froide & qui ſurprend, peut devenir extrêmement pernicieuſe. 11°. Enfin le repos, la bonne litiere, le ſoulagement des pieds & ſur-tout des talons par l'extraction de deux lames de chaque côté, la terre-glaiſe renouvellée tous les jours deux fois ſur la ſolle, l'onguent de pied autour de la couronne, de fréquentes lotions d'eau fraîche acidulée par le vinaigre de vin ſur les jambes, ou d'une leſſive de cendre de ſarmens ou de vinaigre de vin dans lequel on aura délayée de la fiente de vache ſi elles ſont très-fatiguées, des lavemens émolliens, du ſon mouillé au lieu d'avoine, de l'eau blanche, l'ouverture de la jugulaire trois ou quatre jours après que l'animal s'eſt repoſé, tels ſont les moyens, enſuite d'un voyage plus ou moins pénible, de le rétablir entiérement.

76. Exercice, repos. Sans l'exercice & ſans le repos la machine animale ſeroit bien-tôt détruite. L'exercice, quand on le borne à un mouvement modéré, aide à l'inſenſible tranſpiration que nous avons dit être la principale des excrétions ; il ſubtiliſe les liqueurs, il en entretient la fluidité, il augmente la vélocité de la circulation, il fortifie les parties ſolides, il

tient les cavités des petits vaiſſeaux ouvertes, il éloigne une foule de maladies qui dépendent de l'abondance des humeurs, de leur impureté, de leur ſtagnation, de l'engorgement & de l'obſtruction des viſcères, il ranime les forces bien loin de les abattre, il rappelle l'appétit qui languit, il remédie aux vices du ventricule & ſes effets influent ſur toute l'économie des mouvemens vitaux. Mais autant il importe de promener l'animal & de l'habituer & de le ſoumettre à des travaux proportionnés à ſon tempérament plus ou moins robuſte, autant on doit craindre de le livrer à un exercice violent & ſupérieur à celui dont il eſt capable; dès-lors il ſeroit bien-tôt épuiſé quelqu'attention que l'on eût de meſurer ſur cet exercice outré la quantité des alimens propres à réparer ſes pertes, parceque des mouvemens forcés & répétés, non-ſeulement conſument les forces motrices, mais uſent & débilitent les organes à la faveur deſquels ces mêmes mouvemens ſont exécutés. La maigreur, le retrouſſement & ſouvent l'altération du flanc, le terniſſement du poil, le flageollement de ſes jambes, leur courbure en forme d'arc, leur éloignement de tout à plomb, la foibleſſe de leurs articulations, la lenteur, la moleſſe & la difficulté de leur action ſont les ſymptômes de cet excès trop long-temps continué & qui, lorſqu'il eſt ſubit, c'eſt-à-dire, dans des chevaux ſurmenés, eſt aſſez fréquemment ſuivi de la fortraiture, de la fourbure, de la courbature, de la morfondure, de la fiévre, &c. &c.

Au travail doit ſuccéder le repos; il eſt le remede à la laſſitude, & doit être en raiſon des efforts qui l'ont précédé pour ſuppléer par la concentration de la quantité des ſucs utiles & digérés qui conſtituent la vigueur de la machine à la diſſipation plus ou moins énorme qui en a occaſionné l'exténuation. Au repos auſſi doit ſuccéder le travail ou l'exercice, car une ceſſation perpétuelle de mouvement & un régime abſolument oiſif & ſédentaire rendent les fibres muſculaires ineptes à toute action, épaiſſiſſent la maſſe, rallentiſſent le cours de toutes les humeurs, les pervertiſſent & produiſent en un mot tous les effets diamétralement contraires aux effets ſalutaires d'un exercice modéré; auſſi voyons-nous que des chevaux, pour ainſi dire, abandonnés dans des écuries & ne fourniſſant à aucune eſpèce de ſervices, ſont affectés de tous les maux qui doivent être les réſultats de ces différentes altérations dans l'économie animale; tels ſont les refroidiſſemens d'épaule, l'enflure des jambes, la peſanteur, la pareſſe, l'obéſité, la gras-fondure, la fourbure, diverſes ſortes de maladies cutanées, &c. &c.

Cette intermiſſion de toutes les ſenſations, cette inaction involontaire communes à l'homme & aux animaux & que l'on a appellé *ſommeil*, ſont encore plus propres à la réparation des forces que le repos dont nous venons de parler. L'exercice des ſens lors même de la plus grande tranquillité ſollicite toujours quelque déperdition; les objets, les odeurs, les ſons ou le bruit affectent plus ou moins & provoquent dans les ſolides certains mouvemens qui quoiqu'inſenſibles n'influent pas moins ſur la marche des fluides, & c'eſt vraiſemblablement par cette raiſon qu'un ſommeil inquiet & troublé tel que celui pendant lequel l'animal même en ſanté rêve, s'agite & hennit n'eſt point auſſi confortatif & le fatigue ſouvent même plutôt qu'il ne le calme. Mais celui qui eſt doux & paiſible lui rend ſa vigueur & ſon agilité, il diſpoſe de nouveau toutes les parties à l'exercice de leurs fonctions, il favo-

riſe

rise la digestion, la transpiration & la nutrition, puisqu'il condense le suc nourricier, & que dans cet état ce suc se lie plus intimement aux parties qui doivent être nourries, &c. &c. Il est vrai néanmoins que le cheval par sa nature n'est pas aussi enclin à dormir que l'homme & d'autres animaux, que quatre heures de sommeil suffisent ordinairement à certains chevaux, qu'il en est plusieurs auxquels il en faut moins, que les uns dorment couchés & les autres communément debout, mais si le sommeil de l'homme a plus de durée que celui de l'animal, on doit faire attention aussi que les instans que l'homme emploie à dormir sont employés par le cheval à manger & à se réconforter d'une autre maniére. Du reste le moment du réveil est marqué dans tous les deux par les mêmes actions, par le bâillement & par l'extension des membres dont la langueur des fibres exige que l'animal y rappelle les esprits & y accélére automatiquement le cours du sang au moyen de différentes contractions répetées.

77. La considération de l'âge, du tempérament & des saisons est encore très-essentielle pour la fixation du régime. On ne nourrit point un poulain comme des chevaux faits, on n'en exige aucun travail, on ne l'expose point à toutes les rigueurs du temps; les alimens que l'on fait succéder au lait bien conditionné d'une mére tenue à une bonne nourriture sont des alimens tempérés & substantiels, on ne le panse point de la main jusqu'à ce qu'il ait acquis un certain dégré de force, &c. &c. Il en est de même du cheval formé & parvenu à son accroissement, le régime qu'on lui fait observer doit différer de celui qu'on prescrit au cheval avancé en âge soit par rapport au service dont celui-ci cesse peu à peu d'être capable, soit par rapport

Ages, tempéramens, saisons.

au choix des choſes qui peuvent fortifier ſon eſtomac ſouvent débilité & de celles qui peuvent fournir une plus grande abondance de ſucs nutritifs, &c. &c.

Le cheval ſanguin, dont l'habitude du corps eſt ſpongieuſe & lâche ſera nourri modérément. Le colérique dont les fibres tenues ont une grande rigidité & en qui la marche du ſang eſt impétueuſe ne ſera point ſoumis à des exercices longs & violens, à des mouvemens trop pénibles; on modérera, ainſi que nous l'avons dit (73), les effets du grain par un mêlange d'alimens tempérés, on l'abreuvera d'eau blanche; on n'uſera jamais de rigueur envers lui, il eſt toujours dangereux de l'irriter. J'ai vu un cheval mal-traité & eſtrapaſſé dans les piliers d'un manége refuſer tout aliment ſolide pendant quelques jours, mis enſuite à une charrette s'obſtiner à demeurer comme immobile & y mourir accablé de coups. J'ai vu encore un cheval d'Eſpagne des plus nerveux devenu ſi fort ennemi de l'homme enſuite des contrariétés qu'il avoit éprouvées de la part de quelques enfans, que qui que ce ſoit ne pouvoit l'aborder. On avoit conſtruit autour de lui une loge dans laquelle il étoit renfermé; il faiſoit mille efforts pour l'abattre à coups de pied dès le moment qu'il appercevoit une perſonne. On jettoit des chiens, des moutons dans cette loge auxquels il ne faiſoit aucun mal; on y faiſoit entrer en reculant des jumens qu'il y ſervoit avec ardeur & avec fruit; on deſcendoit par un trou pratiqué au plafond tous les alimens néceſſaires à ſa ſubſiſtance; il parvint à détruire les planches épaiſſes & fermement attachées qui formoient l'enceinte de l'eſpèce de priſon à laquelle il avoit été condamné; il parut tout-à-coup dans une cour dont deux ou trois perſonnes ſur leſquelles il alloit fondre & se jetter se sauvérent heureusement, & on se vit obligé dans l'impossibilité où les gens les plus hardis étoient de l'arrêter & de le prendre, de le tuer à coup de fusil. Le cheval triste & mélancolique ne doit point être tenu à des alimens propres à entretenir la tenacité & l'épaississement de son sang; les moins substantiels & ceux qui peuvent agiter la masse aidés d'ailleurs de boissons humectantes & délayantes sont les seuls qui lui conviennent ainsi qu'un exercice successivement augmenté. Le travail est nécessaire au phlegmatique naturellement engourdi, lent & paresseux. Il s'agit de hâter en lui la circulation, d'accroître la force & la tension des parties, de dissiper une sérosité trop abondante & une nourriture capable de pareils résultats, est celle qui est à préférer, &c. &c. Nous ne saurions parcourir ici toutes les différences plus ou moins sensibles qu'un praticien attentif doit rechercher dans les divers individus, mais nous dirons que si l'art a été jusqu'à ce jour si fort au-dessous de lui-même, c'est par le défaut de toutes espèces d'observations, défaut auquel l'exercice le plus vanté, le plus multiplié & le plus étendu ne sauroit suppléer, quand il n'est accompagné d'aucunes lumiéres. Le régime qu'on fait observer aux chevaux paroît en général varier trop peu & n'admettre que de trop légéres exceptions. On ne consulte ni la force annoncée par le courage, par la facilité de s'accoutumer aux plus grands travaux & de les accomplir, par la vigueur avec laquelle le corps résiste à de certaines affections, par la quantité d'alimens pris & rendus sans la moindre incommodité, &c. &c. ni la foiblesse prouvée par des effets totalement contraires, ni les habitudes contractées, ni les dispositions maladives dont on pourroit juger par les événemens passés, ni les torts que ces mêmes évènemens ont pu faire à la machine, ni les traces inévitables qu'ils y ont laissées & qui peuvent dégénérer dans d'autres maux, ni les résultats des divers médicamens donnés dans différentes circonstances, & même des mixtes qui forment la nourriture ordinaire de l'animal; on n'a égard ni à la dissipation sollicitée par les grandes chaleurs de l'été, ni au moins de propension que les fibres relâchées alors peuvent avoir à l'exécution des mouvemens, ni à leur rigidité dans un hiver rigoureux, ni au resserrement & à la crispation des vaisseaux cutanés, ni à l'aisance plus grande avec laquelle la digestion peut être opérée dans cette saison. On n'a nulle attention au passage de cette même saison à celle qui la suit, ni aux vicissitudes fréquentes dans le printemps & dans l'automne, vicissitudes qui ne disposent pas moins les animaux que l'homme à des maladies ou particulières ou épisootiques très-dangereuses, ni au temps de la chûte & du renouvellement des poils, ni à la molesse qui accompagne cette chûte & ce renouvellement, & si quelques personnes habituées à quelques remédes préservatifs & à la saignée lors de l'arrivée du printemps ont jugé à propos de faire ouvrir la jugulaire à leurs chevaux & de suivre annuellement cette méthode, elles n'ont pas prévu qu'elles s'asservissoient à une obligation d'autant plus indispensable qu'il est certain que l'omission de l'ouverture de la veine dans une des années suivantes suscite presque toujours les maux inséparables de la surcharge de la masse.

78. Durée de la vie. Les Phisiologues & les Naturalistes modernes ne sont ni les seuls, ni les premiers qui aient mesuré soit dans l'homme, soit dans les animaux, soit dans les plantes la durée de la vie terminée naturellement & non par des maladies ou autres évènemens

quelconques, ſur celle du temps de l'accroiſſement. Ce calcul ſe concilie d'ailleurs avec les idées que nous nous formons des cauſes méchaniques de la vieilleſſe & de la mort. Le terme de l'accroiſſement eſt l'époque où la force du cœur & la réſiſtance des artéres ſont en quelque ſorte en même raiſon, les ſolides l'emportent enſuite continuellement par un ſurplus ou une augmentation de puiſſance, & c'eſt cette réſiſtance ſupérieure de leur part qui opére inſenſiblement la deſtruction de la machine, d'où il ſemble que l'on a eu raiſon de conclure que plus ſon accroiſſement eſt prompt, plus eſt prochaine la condition de ſa ruine, c'eſt-à-dire, la converſion du élément viſqueux qui lie les fibres en de vrais élémens terreſtres, la coaleſcence des petits vaiſſeaux, le deſſéchement, l'oſſification des ligamens, des cartilages, de l'aorte, &c. changemens qui dans l'animal & dans l'homme morts de vieilleſſe ſont également évidens. Cependant il faut avouer que la durée de la vie du cerf, du corbeau, du pigeon, &c. contredit & dément cette opinion, mais ce qu'il y a de plus certain & de plus admirable aux yeux du philoſophe ou de l'homme qui contemple, c'eſt la conſervation toujours conſtante d'un certain équilibre dans le nombre des animaux, la fixation invariable de la multiplication de chaque eſpèce à une quantité plus ou moins grande, la longueur de la vie des uns dont la multiplication eſt lente, la briéveté de la vie des autres dont la multiplication eſt plus ou moins conſidérable ſelon leur plus ou moins grande utilité, la balance tenue entre la vie de ceux-ci & la mort de ceux-là, enfin le paſſage d'une génération & l'arrivée ſucceſſive d'une autre qui remplace toujours celle qui périt.

Quoi qu'il en ſoit, on peut arbitrer la vie commune du cheval à dix-huit ou vingt ans, le nombre de ceux qui outrepassent ce terme étant très-médiocre. *Aristote* a observé que les chevaux nourris dans des écuries vivent beaucoup moins que ceux qui sont en troupeaux, l'état d'esclavage & de domesticité est bien fait pour opérer quelques différences. *Athenœus* & *Pline* prétendent qu'on en a vu vivre soixante & cinq & même soixante & dix ans. *Augustus Nipheus* parle encore du cheval de *Ferdinand I.* comme d'un cheval septuagénaire, mais ces derniéres observations ne sont que des exceptions semblables dans l'espèce des chevaux aux exceptions qui quelquefois ont lieu dans l'espèce humaine, telles que celles qu'offrent cet armateur de Charlemagne *Jean de Temporibus*, qu'on dit avoir vécu 300 ans, le nommé *Parre* qui sous *Charles II.* en vécut 150. & quelques personnes mortes dans le siécle présent après avoit vécu 107, 109, 110, 112 & 120 années. Ce qu'il seroit essentiel d'observer & d'examiner c'est si le terme commun que nous assignons est plus long ou plus court dans tels ou tels pays de la terre, dans telles ou telles généralités du royaume, dans tels ou tels cantons de ces mêmes généralités, dans les pays élevés où communément les hommes vieillissent plus que dans les pays bas, dans des pays aquatiques, dans des chevaux fins & qu'on est obligé d'attendre, que dans des chevaux épais qui semblent formés plutôt, &c. &c. L'air & la nourriture étant différens dans les uns & dans les autres de ces lieux, on pourroit alors juger à cet égard du pouvoir & de l'influence du climat & des alimens sur ces animaux.

Fin de la seconde Partie.

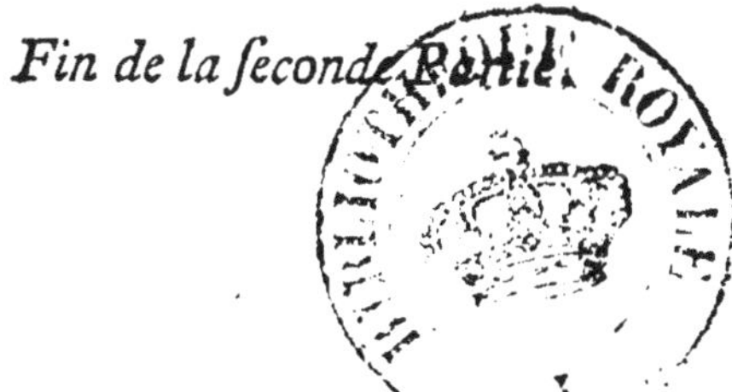